妇科肿瘤常见疑难疾病

病例精解

主 编 曹泽毅

科学技术文献出版社
SCIENTIFIC AND TECHNICAL DOCUMENTATION PRESS
·北京·

图书在版编目（CIP）数据

妇科肿瘤常见疑难疾病病例精解 / 曹泽毅主编. —北京：科学技术文献出版社，2022.9
（2024.1重印）

ISBN 978-7-5189-9488-5

Ⅰ. ①妇… Ⅱ. ①曹… Ⅲ. ①妇科病—肿瘤—病案—分析 Ⅳ. ① R737.3

中国版本图书馆 CIP 数据核字（2022）第 150707 号

妇科肿瘤常见疑难疾病病例精解

策划编辑：袁婴婴　　责任编辑：帅莎莎　袁婴婴　　责任校对：张吲哚　　责任出版：张志平

出　版　者	科学技术文献出版社
地　　　址	北京市复兴路15号　邮编　100038
编　务　部	（010）58882938，58882087（传真）
发　行　部	（010）58882868，58882870（传真）
邮　购　部	（010）58882873
官　方　网　址	www. stdp. com. cn
发　行　者	科学技术文献出版社发行　全国各地新华书店经销
印　刷　者	北京虎彩文化传播有限公司
版　　　次	2022 年 9 月第 1 版　2024 年 1 月第 3 次印刷
开　　　本	787×1092　1/16
字　　　数	121千
印　　　张	10.5
书　　　号	ISBN 978-7-5189-9488-5
定　　　价	98.00元

编委会

点评指导专家

（按姓氏拼音排序）

曹泽毅　航空总医院

陈春玲　北京弘和妇产医院

郭建新　中国人民解放军陆军特色医学中心（大坪医院）

胡　越　温州医科大学附属第二医院

贾四友　北京大学滨海医院

李　斌　首都医科大学附属北京安贞医院

李　蕾　郑州大学第三附属医院

李卫平　中国人民解放军总医院第三医学中心

廖秦平　北京清华长庚医院

刘　芳　遂宁市中心医院

郗明蓉　四川大学华西第二医院

屈王蕾　温州医科大学附属第二医院

任琛琛　郑州大学第三附属医院

施如霞　南京医科大学附属常州第二人民医院

王　冬　重庆大学附属肿瘤医院

王鲁文　郑州大学第三附属医院

郑秀惠　中国人民解放军陆军特色医学中心（大坪医院）

周　琦　重庆大学附属肿瘤医院

朱根海　海南省人民医院

主编简介

曹泽毅 教授、博士生导师。曾任华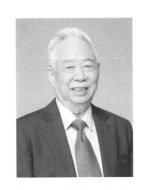
西医科大学校长、国家卫生部副部长、中
华医学会常务副会长、中华医学会妇产科
学分会主任委员、中华医学会妇科肿瘤学
分会主任委员，现任中国宫颈癌防治工程
组委会主任、中国宫颈癌防治研究协作组副组长、中国医科大学
航空总医院名誉院长。

1956 年毕业于华西医科大学，1968 年获北京医科大学妇科肿
瘤学硕士学位，1982 年获瑞士巴塞尔大学医学博士学位，后获美
国哈佛大学、MD 安德森癌症中心、香港大学、香港中文大学名
誉教授，以及瑞士妇产科学会名誉会员。主要科研方向为妇科肿
瘤（特别是子宫颈癌的诊断、治疗及预防）、妇科肿瘤淋巴转移
及淋巴化疗研究。主编书籍有《中华妇产科学》《中国妇科肿瘤学》
《子宫颈癌》，以及研究生教材《妇产科学》等 10 余部妇产科医
学专著。

目录

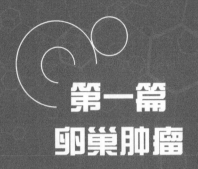

第一篇
卵巢肿瘤

病例 1 简易悬吊式无气腹微切口单孔腹腔镜手术治疗中孕期卵巢巨大肿瘤

病历摘要

患者，女，22岁，汉族，因"停经14周4天，查及盆腔包块1月余"入院。

【现病史】患者于2019年10月16日我院门诊查hCG＞15 000 mIU/mL，提示"早孕"，患者偶有腹胀，休息后可自行缓解，无腹痛，无阴道流血。2019年10月21日我院阴超提示：宫腔内有大小约3.5 cm×2.0 cm×3.0 cm的无回声区，胚芽长1.2 cm，

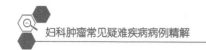

可见心管搏动，右侧卵巢探查不清，左侧卵巢大小形态正常，盆腔内子宫前方见囊性包块，大小约 14.6 cm×7.7 cm×11.2 cm。患者有继续妊娠意愿。告知患者孕早期手术有增加流产的风险，并告知其手术相关情况后，患者选择中孕期手术治疗，后于 2019 年 11 月 28 日 NT 检查提示：胎儿约 13 周，子宫右前方无回声，大小约 17.0 cm×7.6 cm ×14.3 cm，壁薄，内透声佳。现患者无腹痛腹胀，无阴道流血，为求进一步诊疗，2019 年 12 月 9 日门诊拟"盆腔包块"收住入院。病程中患者精神状态良好，食纳良好，大小便正常。

【既往史】患者既往体健，否认心、肝、肺、脾、肾等重要脏器疾病史，否认高血压、糖尿病、冠心病病史，否认病毒性肝炎、肺结核、伤寒、痢疾等传染性疾病病史，未发现食物、药物过敏史，否认手术、外伤、输血史，预防接种史不详。

【个人史】患者出生于盐城，现居住于常州，居住条件一般，文化程度大专，就职于某电器公司，无吸毒及静脉用毒史，无烟酒嗜好，否认疫水、疫区、毒物、放射性物质接触史，否认性病及冶游史。

【婚育史、月经史】初潮年龄 14 岁，经期 5 ～ 6 天，月经周期 28 ～ 30 天，月经量中，无痛经，末次月经为 2019 年 8 月 30 日，白带正常。22 岁结婚，配偶体健，育 0-0-0-0。

【家族史】亲属身体健康，否认亲属相同疾病史，否认家族遗传病史，否认家族传染病史。

【体格检查】

（1）一般查体：体温 36.8 ℃，脉搏 80 次 / 分，呼吸 17 次 / 分，血压 116/86 mmHg。发育正常，营养中等，神志清楚，自主体位，表情自然，神态安逸，对答切题，检查能合作。

（2）妇科检查：①外阴：已婚未产式，外阴皮肤色泽正常，阴毛呈女性分布，未见赘生物及肿块。②阴道：阴道黏膜正常，阴道伸展良好，阴道有分泌物，分泌物均匀一致，白色，无异味，阴道前壁无脱垂，阴道后壁无脱垂，阴道无肿块。③宫颈：宫颈光滑，宫颈无赘生物，宫颈无囊肿，无接触性出血，无举痛，无摇摆痛，宫颈位置正常，无陈旧性裂伤，宫颈表面未见尾丝。④宫体：中位子宫，子宫增大如孕 3 月余大小，质软，形状规则，活动度良好，无压痛，骶韧带无结节，子宫无肿块。⑤附件：子宫右上方可扪及一囊性包块，底部达脐上 3 横指，两侧达腋前线，双侧附件区无压痛。

【辅助检查】

（1）经阴道彩超（子宫附件）（2019-10-21，本院）：宫腔内可见一无回声区，大小约 3.5 cm × 2.0 cm × 3.0 cm，周边回声增强，胚芽长约 1.2 cm，可见心管搏动。右侧卵巢探查不清；左侧卵巢大小、形态正常。盆腔内子宫前方可见囊性包块，大小约 14.6 cm × 7.7 cm × 11.2 cm，边界清，其内未见明显血流信号。盆腔见游离液性暗区，深约 1.3 cm。检查提示：早孕、盆腔内囊性包块，请结合临床（图 1-1）。

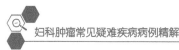

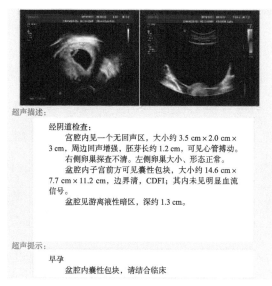

超声描述：

经阴道检查：

宫腔内见一个无回声区，大小约 3.5 cm×2.0 cm× 3 cm，周边回声增强，胚芽长约 1.2 cm，可见心管搏动。

右侧卵巢探查不清。左侧卵巢大小、形态正常。

盆腔内子宫前方可见囊性包块，大小约 14.6 cm× 7.7 cm×11.2 cm，边界清，CDFI；其内未见明显血流信号。

盆腔见游离液性暗区，深约 1.3 cm。

超声提示：

早孕

盆腔内囊性包块，请结合临床

图 1-1　经阴道彩超（子宫附件）

（2）NT 扫描（2019-11-28，本院）：①检查参数：头臀径 66.5 mm；NT 值 1.7 mm；胎心率 158 次 / 分，心律齐；羊水深度 35 mm。②检查所见：胎儿头颈部：颅骨呈椭圆形强回声环，脑中线居中，侧脑室左右对称，内几乎充满强回声的脉络丛；胎儿鼻骨可见；胎儿腹部胃泡可见，腹部皮肤回声连续，脐带根部未见明显包块；胎儿脊柱部分切面可见；胎儿四肢部分切面可见；胎盘位于前壁，胎盘分级为 0 级，胎盘厚约 13 mm，下缘距离宫颈内口约 0.9 cm；子宫右上方见无回声区，大小约 17.0 cm×7.6 cm×14.3 cm，壁薄，内透声佳，其内未见明显血流信号。检查提示：胎儿存活约孕 13 周，孕妇子宫右上方囊肿；建议定期观察，请结合临床诊断（图 1-2）。

笔记

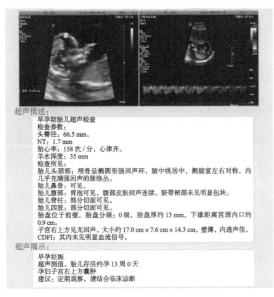

超声描述：
早孕期胎儿超声检查
检查参数：
头臀径：66.5 mm，
NT：1.7 mm
胎心率：158 次／分，心律齐。
羊水深度：35 mm
检查所见：
胎儿头颈部：颅骨呈椭圆形强回声环，脑中线居中，侧脑室左右对称，内几乎充满强回声的脉络丛。
胎儿鼻骨：可见。
胎儿腹部：胃泡可见，腹部皮肤回声连续，脐带根部未见明显包块。
胎儿脊柱：部分切面可见。
胎儿四肢：部分切面可见。
胎盘位于前壁，胎盘分级：0 级，胎盘厚约 13 mm，下缘距离宫颈内口约 0.9 cm。
子宫右上方见无回声，大小约 17.0 cm×7.6 cm×14.3 cm，壁薄，内透声佳，CDFI：其内未见明显血流信号。

超声提示：
早孕妊娠
超声测值，胎儿存活约孕 13 周 0 天
孕妇子宫右上方囊肿
建议：定期观察，请结合临床诊断

图 1-2　颈后透明带扫描

（3）患者于 2019 年 12 月 9 日入住我院，入院后完善相关检查：AFP：41.44 ng/mL ↑；CEA：1.05 ng/mL；CA12-5：10.88 U/mL；CA19-9：10.04 U/mL；CA72-4：0.43 U/mL；CA50：6.56 U/mL；人附睾蛋白 4：26.3 pmol/L；SCC：1 ng/mL。提示盆腔包块良性可能，积极进行术前准备。

【诊断】盆腔包块；中期妊娠。

【治疗】2019 年 12 月 11 日于气管插管全身麻醉下行简易悬吊式无气腹单孔腹腔镜下右侧卵巢肿瘤剥除术＋直视下右侧卵巢缝合成形术。

麻醉满意后（麻醉诱导及维持均使用对孕妇及胎儿影响轻微的药物），助手常规消毒铺单后插留置导尿管，纵行垂直切开脐孔约 1.0 cm，逐层切开皮下组织，直视下进腹，安装固定切口保护套（图 1-3），手指钝性扩张切口内部以扩张操作空间，切口处见右侧卵巢肿瘤，于肿瘤表面做荷包缝合（图 1-4），在荷包中间用穿刺吸

笔记

引器吸引囊液，扩张切口后使用一次性吸引器套管进入囊腔内吸净囊液（图 1-5），共引流约 1100 mL 液体（图 1-6），收紧缝线扎紧荷包。在吸引过程中将卵巢肿瘤拖出脐孔切口保护套外，于肿瘤下垫湿纱布防止肿瘤播散，并于体外直视下剪开囊肿皮质至囊肿壁，小心完整剥离囊肿壁（图 1-7，图 1-8）并行快速病理检查。术中快速病理回报：右侧卵巢囊肿，分型待常规病理检查确定。在直视条件下，以 3-0 可吸收线连续缝合右侧卵巢残留皮质行卵巢成形术（图 1-9）。探查发现右侧输卵管伞端存在系膜囊肿，剪开系膜囊肿表面系膜，完整剥除囊肿，将卵巢放回盆腔。为减少对孕妇的影响与刺激，笔者采用简易悬吊式无气腹单孔腹腔镜模式（用小型的甲状腺拉钩轻轻提拉起腹壁，形成有效的盆腹腔操作空间）进行腹腔镜下探查与操作（图 1-10）。冲洗盆腹腔并检查创面无出血，探查对侧输卵管、卵巢（图 1-11）及盆腹腔（图 1-12）无明显异常。用 2-0 可吸收缝合线间断缝合皮下筋膜组织，保证无空隙后以 4-0 可吸收缝合线间断缝合脐孔，重塑脐孔形态（图 1-13）后于脐孔处放置酒精纱布以敷贴加压包扎，术毕。

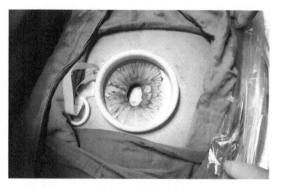

图 1-3　建立入路

笔记

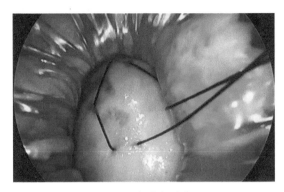

图 1-4　做荷包缝合

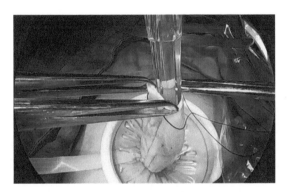

图 1-5　吸净囊液

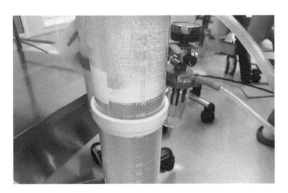

图 1-6　引流出约 1100 mL 囊液

笔记

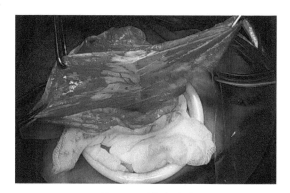

图 1-7　剥离囊肿壁

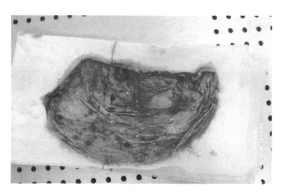

图 1-8　完整剥离出囊肿壁

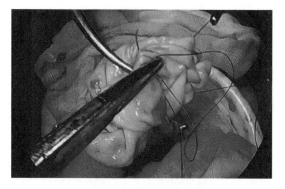

图 1-9　缝合剩余卵巢皮质

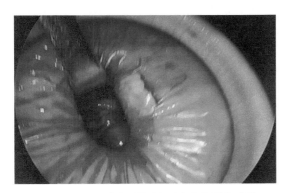

图 1-10　用小型的甲状腺拉钩轻轻提拉起腹壁

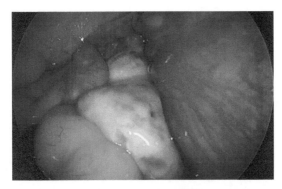

图 1-11　探查对侧卵巢

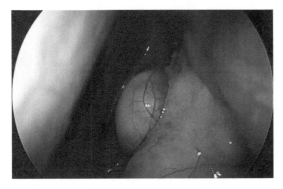

图 1-12　探查上腹部

笔记

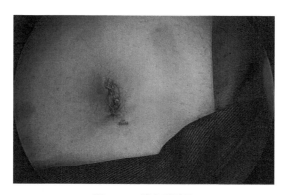

图 1-13　缝合后脐孔

手术过程顺利，术中并未增加其他通道，未中转开腹。术中未损伤邻近脏器（如输尿管、膀胱、结肠、直肠等），未伤及大血管、神经等。手术时间 45 分钟，术中出血量约 20 mL。术后患者安返病房，密切监测患者生命体征变化及观察导尿管、尿量、脐孔部切口情况，给予低流量吸氧，术后患者制动 4～6 小时，给予补液、对症支持治疗，定期予以伤口换药保持清洁，并给予孕激素保胎，治疗中患者无头晕、晕厥，无胸闷、心悸，无腹痛、腹胀，无阴道出血。术后第 1 天拔除导尿管，患者自主排尿良好，无尿潴留等并发症发生；肛门已排气；体温 37.1 ℃。术后第 1 天鼓励患者下床活动，无须使用镇痛药物。

术后常规病理：（卵巢肿物）黏液性囊腺瘤；（输卵管系膜）系膜囊肿。

【随访】出院 1 周后患者至门诊复查。超声报告（2019-12-23，我院）示：宫内见 1 个胎儿，双顶径 3.9 cm，头围 13.3 cm，腹围 11.3 cm，一侧股骨长 2.3 cm，胎心率 149 次 / 分，心律齐，检查过程中见胎动。胎盘位于前壁，厚约 2.1 cm，成熟度为 0 级。羊水最大深度为 5.2 cm。估测胎儿约孕 17 周，胎儿情况好。患者术后伤口愈合良好，脐孔微型手术切口呈 Ⅱ 型 / 甲级愈合，藏匿于脐孔皱襞处，瘢痕十分隐匿，无明显外观切口瘢痕。嘱患者定期产检，术后 1 个月及 3 个月复查伤口及手术恢复情况。

后经随访，患者未发生切口感染、切口疝、膀胱功能障碍、皮下气肿、静脉血栓等并发症，术后恢复情况良好，对治疗效果十分满意。2020 年 6 月 5 日因"孕 41 周 1 天"入院剖宫产产下 1 女，母女平安。

📋 病例分析

妊娠期合并卵巢肿瘤早期可无明显临床表现。可能由于产检的普及、B 超检查的常规使用及现在超声仪器精密度的提高，近几年妊娠期合并卵巢肿瘤的检出率呈上升趋势，有报道称妊娠期卵巢肿瘤的发生率为 0.19% ～ 8.80%。而随着妊娠时间的增加，妊娠期合并卵巢囊肿发生率自早孕期的 21.4% ～ 75.7% 可降至晚孕期的 4.0% ～ 22.2%，产后可降至 0 ～ 7.1%。随着机体变为妊娠状态后激素水平的改变，卵巢肿瘤可能逐渐增大，但有一定比例的卵巢肿瘤为生理性囊肿，若肿瘤直径＞ 5 cm 或直径＜ 5 cm 但持续存在或存在实变等，以及有手术指征者，均需进行择期手术以明确卵巢肿瘤的性质。本例患者查出妊娠合并卵巢肿瘤时为早孕期，因考虑到早孕期手术有引起流产及致畸风险，并且 2011 年美国妇产科协会推荐妊娠期手术应限期至孕中期进行，故嘱患者孕 14 周左右入院治疗。

卵巢囊肿 / 肿瘤作为女性常见疾病，对于性质不明及直径过大者，手术治疗是主要治疗方式。手术方式可以是开腹手术或者腹腔镜手术，而经腹术式由于对患者创伤大、失血量大及术后愈合有瘢痕等，渐渐被微创术式所替代。传统腹腔镜通过向腹腔内注入 CO_2 气体为

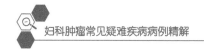

手术创造空间，利用腹腔镜器械可以完成对卵巢肿瘤的剥除。随着微创技术的飞速发展及外科医生们对微创的不断追求，经自然腔道内镜手术（natural orifice transluminal endoscopic surgery，NOTES）术式被提出及使用，而单孔腹腔镜手术（laparoendoscopic single-site surgery，LESS）作为 NOTES 中的一种，因其诸多优势已有渐渐取代传统腹腔镜的趋势。经腹术式对于妊娠患者，不仅术中对胃肠道及子宫有干扰，还会影响术后恢复甚至导致流产，且腹壁伤口随着孕周的增加愈合也会更加困难。传统腹腔镜术式对于瘤体巨大者效果不好，因其操作空间较小，有囊液漏出导致交界性肿瘤或恶性肿瘤种植播散的风险，并且多个穿刺孔也有造成切口疝及伤口愈合不良的可能性。传统的 LESS 虽然同样利用向腹腔内注入 CO_2 气体创造操作空间，入路时切口数量及切口长度减少，术后恢复快，单孔入路对标本的取出更为方便，但长时间气腹的高压力环境，对胎儿健康影响较大，易导致流产、胎儿酸中毒及缺氧等不良后果。而悬吊式无气腹单孔腹腔镜术式则是利用悬吊创造腹腔操作空间，避免了气腹对胎儿的影响，同时利用单孔腹腔镜的入路可以在直视下将囊液吸出，避免漏出，吸净囊液后可将囊肿拖至切口外，以减少囊肿播散的概率，且术中对胃肠道及子宫几乎无干扰。因而对于妊娠状态合并卵巢肿瘤患者选择悬吊式无气腹单孔腹腔镜手术治疗更为安全。然而，既往的悬吊式无气腹手术往往需要在脐部做一 2.0 ～ 3.0 cm 的切口，同时在患者腹壁上采用专用的穿刺设备进行穿刺悬吊，这不可避免地会对患者尤其是孕妇造成一定的损伤或负面影响。为进一步减少对孕妇及胎儿的损伤与干扰，笔者对单孔切口及悬吊模式进行了改进：采取 1.0 cm 微型切口在脐轮内切开脐孔，建立单孔手术入路。微型切口不仅有效增加了美容效果，更进一步减少了创伤。

笔者采用小型的甲状腺拉钩轻轻提拉起腹壁进行悬吊，亦可形成有效的盆腹腔操作空间，进行单孔腹腔镜下的探查与操作。这种简易的牵拉悬吊式无气腹微型切口的单孔腹腔镜模式，对于孕产妇而言，可能更加微创、更加有益。

目前国内尚无大量数据证明悬吊式无气腹单孔腹腔镜术式治疗妊娠合并巨大卵巢肿瘤的效果优于其他术式，但其安全性与可行性已有相应报道证明。笔者团队在之前丰富的单孔腹腔镜术式经验累积下，出于对孕妇及胎儿的安全考虑，与患者和家属充分说明悬吊式无气腹单孔腹腔镜术式及其他术式的优缺点和患者的手术指征后，患者及家属签署知情同意书，选择悬吊式无气腹单孔腹腔镜术式。手术过程顺利，结局满意。基于本例手术，笔者认为有如下几点值得强调：①需严格判断手术指征。患者肿瘤直径＞ 5 cm 时，可择期至孕 16 ～ 20 周进行手术，以减少术后流产及致畸概率；若拖至妊娠晚期，术式可操作空间较少，影响手术。若发生卵巢蒂扭转或者肿瘤破裂等，应立即手术。影像学及肿瘤学指标等辅助检查结果高度怀疑为恶性肿瘤时，应立即手术，根据术中快速病理结果决定手术范围及是否可以继续妊娠。②无气腹手术可减少 CO_2 气体对胎儿及母体健康的影响，可选取腰硬联合麻醉。若选取气管插管全身麻醉时，要注意麻醉剂的选择及插管时应"快""准"，以确保母体可充足交换气体，减少胎儿缺氧的发生概率。③本术式可于直视下采用常规外科器械操作，避免使用电刀产生的 CO 进入体内和胎盘形成碳氧血红蛋白导致缺氧。直视下缝合更为精准、快速，可减少失血量及手术时间。④术中要严格遵守"无瘤原则"，吸引囊液后可将囊肿拉出切口，于肿瘤下垫湿纱布以减少肿瘤播散概率；对于囊肿壁的剥离要完整无残留。⑤为进一步减少手术对孕妇及胎儿的

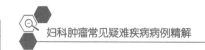
损伤与干扰，笔者对既往的悬吊模式进行了改进，采用简易悬吊式无气腹单孔腹腔镜模式进行探查与操作，从而避免在患者腹壁上进行穿刺悬吊，这种微创理念更值得提倡。⑥手术中，应对对侧附件进行仔细检查，确定有无包块，如果外观正常，不常规进行活检。⑦手术完成后用温生理盐水冲洗盆腹腔以减少对母体及子宫的刺激；围手术期根据孕周可酌情使用孕激素或硫酸镁等进行保胎治疗。⑧术前、术后应对胎心及宫缩情况进行检测，术后对胎儿行 B 超检查以评估其状况。⑨对于 I 类切口手术，术后不建议使用抗生素；如患者妊娠期间发生感染，建议使用对孕妇安全的抗生素，如头孢菌素、青霉素、红霉素、克林霉素等。

本案例研究结果初步表明，简易悬吊式无气腹单孔腹腔镜手术治疗中孕期卵巢巨大肿瘤可能是安全有效的。采用简易悬吊式无气腹单孔模式可最大限度地减少或避免对胎儿与孕妇的影响，该术式能充分结合单孔腹腔镜与开腹直视手术的优势，又同时有效避免气腹与腹壁穿刺悬吊对孕产妇及胎儿的影响，尤其适合妊娠合并卵巢肿瘤的手术治疗。由于既往的悬吊方式对于妊娠期孕妇腹壁有所损伤，随着妊娠期孕妇孕周增加，腹壁伤口更加不易愈合。本术式采用简易悬吊式无气腹单孔腹腔镜术式进行探查与操作，从而避免了在患者腹壁上进行穿刺悬吊，减少了对孕妇的损伤。然而，现无明确资料证明悬吊式无气腹单孔腹腔镜技术与常规腔镜技术相比存在必然优势，且本案例所采用的简易悬吊术式对术者的手术经验及技巧要求相对较高。因此，简易悬吊式无气腹单孔腹腔镜手术治疗孕期卵巢肿瘤的有效性与长期结局尚需进一步研究与评估。

南京医科大学附属常州第二人民医院　　陈继明　秦真岳　董智勇

笔记

🩺 病例点评

妊娠期合并卵巢肿瘤早期常无明显临床表现，往往在常规产检时通过辅助检查才得以发现。对于肿瘤直径＞5 cm 或直径＜5 cm 但持续存在或存在实变等有手术指征者，均需进行择期手术以明确卵巢肿瘤的性质。但考虑到早孕期手术有引起流产及致畸风险，2011 年美国妇产科协会也推荐妊娠期手术应限期至中孕期进行，故本例患者在孕 14 周左右入院治疗，符合指南推荐。

对于妊娠期卵巢肿瘤手术，手术方式如何选择值得斟酌。传统开腹手术虽能很好地完成卵巢肿瘤的切除，并很好地贯彻"无瘤原则"，但是开腹手术的创伤过大，术中对胃肠道及子宫有干扰，会影响术后恢复甚至导致流产，而腹壁伤口随着孕周增加愈合则更加困难。对年轻妊娠女性而言，这显然不是最佳选择。与开腹手术相比，传统腹腔镜手术能明显减少创伤，但是对于巨大的卵巢肿瘤而言，"无瘤原则"的实施相对困难；另外，传统腹腔镜手术由于 CO_2 气腹的作用，对胎儿健康影响较大，易导致流产、胎儿酸中毒及缺氧等不良后果。而悬吊式无气腹单孔腹腔镜术式利用悬吊创造腹腔操作空间，避免了气腹对胎儿的影响，同时利用单孔腹腔镜的入路可以在直视下将囊液吸出，避免漏出，吸净囊液后可将囊肿拖至切口外，直视下开腹模式操作，快速便捷，既可以减少囊肿播散的概率，更好地贯彻"无瘤原则"，又对胃肠道及子宫几乎无干扰，因而对于妊娠状态合并卵巢肿瘤患者选择悬吊式无气腹单孔腹腔镜手术治疗可能更为安全。但是常规的悬吊式无气腹单孔手术往往需要在脐部做一 2.0 ～ 3.0 cm 的切口，同时在患者腹壁上采用专用的穿刺设备进行穿刺悬吊，可能对孕妇造成一定的损伤。如何充分发挥无气

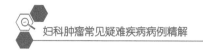

腹单孔手术在妊娠期妇女中的优势，并进一步减少创伤值得临床医生思考。本案例在手术模式上进行了极其有意义的改进和优化。采取 1.0 cm 微型切口，在增加美容效果的同时，大大减少了创伤。采用小型甲状腺拉钩轻轻提拉腹壁进行悬吊，亦能有效完成镜下探查，这在规避 CO_2 气腹不良影响的同时，又有效避免了腹壁穿刺悬吊可能带来的潜在伤害。本案例采用简易的牵拉悬吊式无气腹微型切口的单孔腹腔镜模式，既充分发挥无气腹单孔腹腔镜明显的微创优势，又巧妙规避腹壁穿刺可能对孕产妇带来的意外伤害，对于孕产妇而言，可能更加微创、更加有益。这种有意义的术式简化与探索，值得在临床进一步推广应用。

南京医科大学附属常州第二人民医院　施如霞

参考文献

[1] GRIMM D, WOELBER L, TRILLSCH F, et al. Clinical management of epithelial ovarian cancer during pregnancy[J]. Eur J Cancer, 2014, 50（5）: 963-971.

[2] HILL L M, CONNORS-BEATTY D J, NOWAK A, et al. The role of ultrasonography in the detection and management of adnexal masses during the second and third trimesters of pregnancy[J]. Am J Obstet Gynecol, 1998, 179（3 Pt 1）: 703-707.

[3] 侯静姣, 史惠蓉. 妊娠合并卵巢肿瘤的研究进展 [J]. 临床医药文献电子杂志, 2017, 4（17）: 3357-3358.

[4] WEBB K E, SAKHEL K, CHAUHAN S P, et al. Adnexal mass during pregnancy: a review[J]. Am J Perinatol, 2015, 32（11）: 1010-1016.

[5] BIGNARDI T, CONDOUS G. The management of ovarian pathology in pregnancy[J]. Best Pract Res Clin Obstet Gynaecol, 2009, 23（4）: 539-548.

[6] LEISEROWITZ G S, XING G, CRESS R, et al. Adnexal masses in pregnancy:

how often are they malignant?[J]. Gynecol Oncol，2006，101（2）：315-321.

[7] CAVACO-GOMES J，JORGE MOREIRA C，ROCHA A，et al. Investigation and management of adnexal masses in pregnancy[J]. Scientifica（Cairo），2016，2016：3012802.

[8] DE HAAN J，VERHEECKE M，AMANT F. Management of ovarian cysts and cancer in pregnancy[J]. Facts Views Vis Obgyn，2015，7（1）：25-31.

[9] 林文雯，赵仁峰.经脐单孔腹腔镜手术在妊娠合并巨大卵巢囊肿治疗中的研究及应用现状 [J].中华腔镜外科杂志（电子版），2019，12（4）：253-256.

[10] 樊萍，李元君，杨艳，等.无气腹腹腔镜治疗妊娠合并卵巢囊肿的临床研究 [J].检验医学与临床，2017，14（4）：476-478.

[11] 朱诚程，倪观太，丁华峰，等.腰麻下悬吊式免气腹单孔腹腔镜中孕卵巢肿瘤手术的临床报告 [J].现代妇产科进展，2018，27（7）：533-535.

[12] 陈继明，丁屹，杨璐，等.单孔三通道法行单孔腹腔镜手术治疗妇科良性肿瘤 [J].中华腔镜外科杂志（电子版），2014，7（5）：410-413.

[13] 陈继明，胡丽娜，刘俊玲，等.单孔腹腔镜手术在子宫内膜癌中的应用初探 [J].中华腔镜外科杂志（电子版），2018，11（5）：318-320.

[14] 陈继明，刘俊玲，陆冰颖，等.5 mm 微切口单孔腹腔镜全子宫切除术初探 [J].中华腔镜外科杂志（电子版），2019，12（2）：118-121.

[15] CHEN J M，GAO H Y，DING Y，et al. Application of laparoendoscopic single-site surgery using conventional laparoscopic instruments in gynecological diseases[J]. Int J Clin Exp Med，2016，9（7）：13099-13104.

[16] NAMAKY D，BASIL J，PAVELKA J. Placental site trophoblastic tumor presenting as an intramural mass with negative markers：an opportunity for novel diagnosis and treatment with robotic hysterectomy[J]. J Robot Surg，2010，4（1）：57-59.

[17] 秦真岳，王慧慧，鲍明月，等.简易悬吊式无气腹微切口单孔腹腔镜探查联合体外操作模式治疗中孕期卵巢巨大肿瘤 1 例报告 [J].腹腔镜外科杂志，2021，26（4）：316-318.

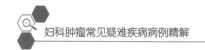

病例 2　复发性卵巢癌

病历摘要

患者 51 岁，因"体检发现 CA12-5 增高 2 月余，B 超发现盆腔包块 12 天"于 2015 年 11 月 10 日来院就诊。

【个人史】7 年前开始间断口服克龄蒙。母亲有原发性腹膜癌病史。父亲健在，有三兄妹。

【生育史】G2P1，顺产 1 女，月经史无特殊。

【体格检查】外阴发育正常，已婚已产型；阴道通畅；宫颈光滑、萎缩；子宫前位，正常大小，欠活动，无压痛；左附件区可扪及不规则肿块约 4 cm，边界欠清，实性，无压痛，右附件区阴性；三合诊：直肠黏膜光滑，未扪及异常结节，指套无血染。

【辅助检查】

（1）CA12-5：89.5 U/mL；HE4：72 pmol/L。

（2）全腹增强磁共振：①左侧附件区囊实性占位，大小约 59 mm×38 mm，边界清晰，增强后囊壁及实性成分强化明显，考虑良性病变可能性大，囊腺瘤可能。②宫颈小囊肿。

（3）胃肠镜、胸部 CT、淋巴结彩超、乳腺彩超均无异常发现。

【入院诊断】盆腔肿物待查：卵巢囊腺瘤？卵巢巧克力囊肿？术后根据手术和病理分期修订诊断：卵巢高级别浆液性腺癌ⅡA 期。

【治疗】

第一阶段：初始治疗

患者于 2015 年 11 月 17 日全麻下行腹腔镜探查术＋全子宫切除

+双附件切除+大网膜切除+盆腔淋巴结清扫+腹主动脉旁淋巴结清扫术。

（1）术中探查：未见腹水，子宫前位，大小约6 cm×4 cm×3 cm，表面光滑；左侧卵巢呈不规则多房囊实性增大，以囊性为主，大小约5 cm×4 cm×3 cm，肿瘤表面局部见实性部分似菜花样突起约0.5 cm，输卵管走行于卵巢表面，稍增粗。右侧卵巢、输卵管外观未见明显异常。探查肠管表面、肝、脾、胃、膈下、大网膜未见明显异常。术中冰冻示：左卵巢恶性肿瘤（癌）。手术减瘤彻底，无肉眼残留病灶（R0）。

（2）术后病检：左卵巢高级别浆液性腺癌，左输卵管见癌组织，左宫旁、右宫旁、骶韧带、大网膜未见癌累及，盆腔淋巴结未见癌转移（0/18），腹主动脉旁淋巴结未见癌转移（0/9）。慢性宫颈炎伴低级别鳞状上皮内病变，见挖空细胞，老年性子宫内膜，右侧附件未见癌累及。免疫组化：P53（5%+），CK7（+），ER50%（+），PR（−），WT-1（+），MC（+），CR（−），Ki-67（50%+），CA12-5（+）。

（3）术后化疗：术后化疗7个疗程，2015年11月23日化疗开始，2016年4月6日化疗结束，方案为多西他赛110 mg静脉+顺铂140 mg腹腔化疗1个疗程；多西他赛110 mg+卡铂600 mg静脉化疗6个疗程。化疗期间出现Ⅳ度骨髓抑制，以血小板减少为主，最低$18×10^9$/L。疗效评价为CR。

（4）化疗后复查：盆腹腔MRI（2016-04-27）示子宫及附件缺如，阴道残端未见异常；腹膜后及盆腔淋巴结未见肿大。CA12-5：4.4 U/mL；HE4：97 pmol/L。

（5）随访：规律随访2年余，期间CA12-5缓慢升高，未超过

笔记

正常值，门诊行 *BRCA* 基因检测（图 2-1）：*g-BRCA1* 致病性突变。

NO	项目 ID	英文名称	项目	定量结果	参考值	单位	收费
1	6725	☐ BRCA1-1	BRCA1-1	P.Q74X/致病突变	/		
2	6726	☐ BRCA1-2	BRCA1-2	无致病突变	/		
3	6727	☐ BRCA1-3	BRCA1-3	无致病突变	/		
4	6728	☐ BRCA1-4	BRCA1-4	无致病突变	/		
5	6729	☐ BRCA2-1	BRCA2-1	无致病突变	/		
6	6730	☐ BRCA2-2	BRCA2-2	无致病突变	/		
7	6731	☐ BRCA2-3	BRCA2-3	无致病突变	/		
8	6732	☐ BRCA2-4	BRCA2-4	无致病突变	/		

图 2-1　胚系 *BRCA* 基因检测结果

第二阶段：复发后治疗

1. 各项检查结果

（1）全腹 MRI 检查（图 2-2）（2018-09-17）：①子宫缺如，阴道残端旁类圆形影，大小约 1.8 cm×1.5 cm，强化欠均匀，原因待查，新生物不除外？②左侧腹股沟渗出性病变，注意复查。③腹主动脉旁显示多发淋巴结，较大者短径约 0.6 cm，位于左肾门水平略偏下，待除外转移瘤。

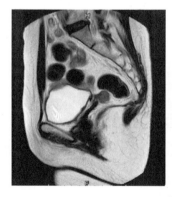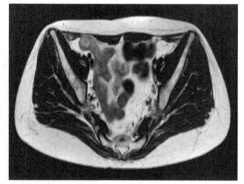

图 2-2　全腹 MRI

（2）CA12-5：52.1 U/mL；HE4：55.6 pmol/L。

（3）超声造影：左锁骨上淋巴结大小约 34 mm×27 mm，考虑淋巴转移灶；左颈中上、右颈、双颌下、双腋窝、双腹股沟淋巴结肿大：反应性？

（4）全身 PET-CT（2018-09-20）：①卵巢癌术后改变，阴道断端结节，代谢增高，考虑复发。②左侧锁骨上区、腰 3 椎体水平腹主动脉旁多发淋巴结肿大，代谢增高，符合淋巴结转移。③鼻咽部代谢增高，考虑为炎性摄取可能性大。请结合临床或其他检查除外其他疾病。④双侧颈部、双肺门多发淋巴结，代谢轻度增高，考虑为反应性淋巴结增生。⑤左肺上叶、双肺下叶多发条索影，考虑为慢性炎症。⑥双侧肾结石；脊柱退行性改变。

（5）彩超引导下左锁骨上淋巴结穿刺活检（2018-09-25）：（左锁骨上淋巴结）恶性肿瘤，结合免疫组化染色结果符合卵巢低分化腺癌转移。

2. 卵巢癌 MDT 讨论及诊断

诊断为：①卵巢高级别浆液性腺癌ⅡA 期术后化疗后（铂敏感复发）。②阴道残端复发。③左颈部淋巴结转移。④腹主动脉旁多发淋巴结转移。病灶广泛，首选化疗，沟通相关利弊，化疗期间行颈部淋巴结放疗。

3. 化疗治疗

（1）化疗方案：紫杉醇＋顺铂（既往使用卡铂化疗出现Ⅳ度骨髓抑制）；开始时间为 2018 年 9 月 29 日，结束时间为 2019 年 3 月 23 日。

2019 年 2 月 11 日开始行螺旋断层放射治疗。第一阶段，肿大淋巴结同步加量：使用 6MV-X 照射，照射范围为左锁骨上肿大淋巴结、左锁骨上淋巴引流区，PLN（左锁骨上肿大淋巴结）剂量为 55 Gy/25 F（2.2 Gy/F），PTV 为 45 Gy/25 F（1.8 Gy/F）。第二阶段，肿大淋巴结加量放疗：使用 6MV-X 照射，照射范围为左锁骨上肿大淋巴，PLN（左锁骨上肿大淋巴结）剂量为 6.6Gy/3F。2019 年 3 月

笔记

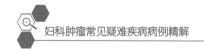

20 日全部放疗结束。

（2）疗效评价：颈部及全腹 MRI（2019-03-22）与旧片（2018-12-20）对比：①子宫缺如，阴道残端旁小结节，径约 0.5 cm，较前变化不大。②前面检查示左侧腹股沟渗出性病变，本次未见。③主动脉旁多发淋巴结显示，较前缩小，较大者短径约 0.5 cm。④双侧颈部Ⅰ～Ⅳ区未见肿大淋巴结显示，增强扫描未见异常强化。

4. 基因检测及遗传咨询

（1）近亲属 *BRCA* 基因检测示（图 2-3）：*BRCA1* 致病性突变。

NO	项目ID		英文名称	项目	定量结果	参考值	单位	收费
1	6725	☐	BRCA1-1	BRCA1-1	p.Q74*/致病突变	/		
2	6726	☐	BRCA1-2	BRCA1-2	无致病突变	/		
3	6727	☐	BRCA1-3	BRCA1-3	无致病突变	/		
4	6728	☐	BRCA1-4	BRCA1-4	无致病突变	/		
5	6729	☐	BRCA2-1	BRCA2-1	无致病突变	/		
6	6730	☐	BRCA2-2	BRCA2-2	无致病突变	/		
7	6731	☐	BRCA2-3	BRCA2-3	无致病突变	/		
8	6732	☐	BRCA2-4	BRCA2-4	无致病突变	/		

图 2-3　近亲属胚系 *BRCA* 基因检测结果

（2）遗传咨询（2019-04-09）结果及家系图（图 2-4）：①先证者即本例患者检测出 *BRCA1* 致病突变，患卵巢癌。②母亲 60 岁诊断腹膜癌，85 岁复发死亡，未行基因检测。③大姐 64 岁，检测出 *BRCA1* 致病突变。④大哥 61 岁，检测出 *BRCA1* 致病突变，目前体检未发现异常。⑤小妹 53 岁，行基因检测未检出相同变异。

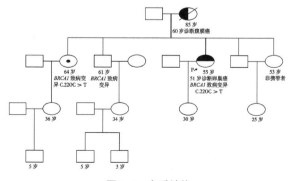

图 2-4　家系结构

（3）遗传咨询建议（图2-5）：①携带者和患者的一级血亲行*BRCA*基因检测。②携带者进行预防性输卵管、卵巢切除。③携带者针对性地定期进行体检随访（乳腺MRI等）。④携带者参加乳腺癌发生风险监测的临床研究。

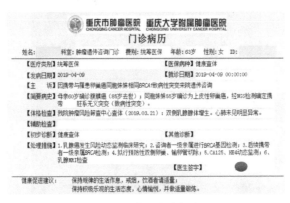

图2-5　遗传咨询门诊

5. 手术治疗

（1）近亲属携带者行预防性输卵管–卵巢切除。

（2）术前肿瘤标志物正常，2019年4月24日在全麻下行"腹腔镜探查＋双侧卵巢输卵管切除术"。术中腹腔冲洗液细胞学阴性，术后病理：①（右附件）输卵管局灶上皮增生活跃；卵巢组织。②（左附件）卵巢及输卵管组织。免疫组化结果：PR（－），P16（－），WT-1（＋），ER（70%＋），Ki-67（1%＋），P53（－），PAX-8（＋），CK7（＋），CA12-5（灶＋）。

第三阶段：维持治疗

2019年5月开始口服奥拉帕利300 mg bid，维持治疗2年，不良反应为白细胞减少，轻微恶心、食欲下降。

【随访】复查CA12-5（2020-09-05）：2.4 U/mL。全腹MRI（图2-6）：与旧片（2019-03-17）对比，提示：①子宫缺如，阴道

残端旁小结节，较前变化不大，径约 0.5 cm，随诊。②腹主动脉旁多发淋巴结显示，较前变化不大，较大者短径约 0.3 cm。③左肾小囊肿。余较前变化不大。

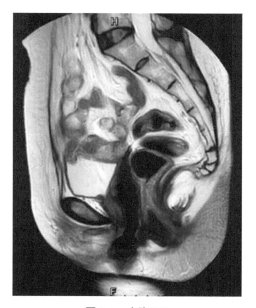

图 2-6　全腹 MRI

病例分析

　　该患者有家族遗传史，其母亲有原发性腹膜癌病史，患者经过初始彻底减瘤手术＋化疗后规律随访，治疗结束 2 年后，铂敏感复发。复发后因为病灶广泛，无法彻底减瘤，考虑手术获益不大，故继续采用以铂类方案为主的联合化疗，化疗期间同步行左锁骨上淋巴结螺旋断层放射治疗，疗效评价为 CR，后续经奥拉帕利靶向维持治疗 2 年，恢复良好，目前定期规律随访中，疾病无复发。同时，对患者本人及其近亲属行基因检测，结果显示患者本人、其大姐及哥哥均查出 BRCA1 胚系致病突变，其大姐行预防性输卵管 – 卵巢切除。

众所周知，卵巢癌发病率居妇科恶性肿瘤第 3 位，但死亡率居妇科恶性肿瘤首位，由于缺乏有效的早期筛查手段，患者就诊时多为晚期，而晚期卵巢癌患者的 5 年生存率大约为 40%，数十年来无明显提高，因此，卵巢癌号称"沉默的杀手"。手术和化疗是卵巢癌患者治疗的基石，既往患者经过手术及化疗后，即进入随访阶段，历经反复的复发－化疗－复发，从铂敏感到铂耐药，患者的无铂间期逐渐缩短，最终导致患者死亡。

随着多腺苷二磷酸核糖聚合酶抑制剂（PARPi）的出现，以及相关维持治疗研究结果的公布，卵巢癌患者的治疗模式发生了改变，经过彻底减瘤手术＋规范化疗，后续靶向维持治疗对于卵巢癌患者而言具有里程碑式的意义，可显著延长患者生存期，延缓复发，降低复发风险，为数十年来一直没有得到实质性改善的卵巢癌 5 年生存率的提高燃起了新的希望。目前无论是 PARPi 一线维持、二线维持，还是多次复发之后的去化疗，以及针对既往使用过 PRAPi（如奥拉帕利），复发之后再用 PARPi（如奥拉帕利）患者都是有显著获益的。但上皮性卵巢癌一线维持治疗需要精准选择才能实现最佳的临床获益，*BRCA* 基因仍是预测 PARPi 一线维持治疗获益的最佳生物标志物。2020 年卵巢癌美国国立综合癌症网络（National Comprehensive Cancer Network，NCCN）指南也推荐对所有的非黏液性卵巢癌患者进行 *BRCA* 状态检测。众所周知，在卵巢癌整体人群中 *BRCA* 基因突变率约为 20%，但超过 50% 的高级别浆液性卵巢癌存在 *HRD* 基因异常，因此，在没有 *BRCA* 突变的情况下，需要进一步评估患者 *HRD* 状态。对于 *HRD* 阳性的患者可以使用 PARPi 单药或联合抗血管生成药物治疗方案。对于化疗期间未使用过贝伐珠单抗，且 BRCAwt/HRD 阳性的患者，PRIMA 研究将尼拉帕利作为一类推荐，将奥拉帕利作为 2B 类推荐。而化疗期间使用过贝伐珠单抗，BRCAwt/HRD 阳性的患者，PAOLA-1 研究将奥拉帕利＋贝伐珠单抗作为一类推荐，将尼拉帕利作为 2A 类推荐。对于 HRD 阴性的患者，PARPi 疗效有限，国内指南基于 PRIMA 研究将尼拉帕利作为 2B 类推荐。

自 SOLO-1 研究开启 PARPi 卵巢癌一线维持治疗新纪元之后，包括 PAOLA-1、PRIMA 等研究在内的多项大型Ⅲ期随机对照临床试验相继开展，探索了在不限制生物标志物的整体人群中 PARPi 的获益情况。这些结果从不同侧面证实，PARPi 的疗效已突破 *BRCA* 状态，对于 BRCAwt/HRD 阳性的卵巢癌患者也能从 PRAPi 一线维持治疗方案中获益。基于目前国内外临床研究数据，卵巢上皮性癌维持治疗有利于改善中晚期、复发性卵巢癌患者的生存现状，提高患者的无进展生存期、总生存期和生活质量。

重庆大学附属肿瘤医院　舒锦

📋 病例点评

手术、化疗、维持治疗已成为卵巢癌治疗的三驾马车，三者有效结合构成的全程管理模式使卵巢癌的治疗迈入了精准治疗时代。初治卵巢癌在经过全面评估后，能达到满意减瘤的患者可以选择初始肿瘤细胞减灭术，而在满意的肿瘤细胞减灭术后，患者通常需接受 6 个周期的化疗，紫杉醇联合卡铂仍是上皮性卵巢癌一线化疗的标准联合方案和首选方案。基因检测对患者后续维持治疗及家族成员遗传指导有非常重要的意义。PARPi 的问世改变了卵巢癌维持治疗的格局，显著推迟了初治及复发患者的复发时间，延长了无进展生存期及总生存期。综上所述，精准的手术、规范的化疗及循证的维持治疗为该例卵巢癌患者提供了规范化、个体化的治疗策略，实现了卵巢癌的全程管理模式，最终转化为患者的临床获益。希望通过本例患者的临床诊疗分享，能实现更广泛人群的生存获益。

重庆大学附属肿瘤医院　　王冬

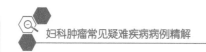
病例 3　卵巢癌脐部转移

病历摘要

患者 50 岁，48 岁绝经，孕 5 产 1，于 2021 年 1 月 14 日因 "扪及脐部包块 6 月余" 入院。

【现病史】患者 6 个月前扪及脐部皮下一硬结，约 0.5 cm × 0.5 cm 大小，无红肿皮损，无触痛，轻压痛，患者未重视，未就诊。4 个月前患者外出泡温泉后脐部硬结表面红肿，触痛，无皮损破溃，先后就诊私人医院及某县人民医院，行彩超提示炎性结节，予静脉使用甲硝唑、头孢等抗生素，局部注射庆大霉素、外用夫西地酸乳膏等对症治疗，局部炎症控制，但皮下硬结未消退，后局部炎症反复发作。患者为求进一步诊治，间断就诊于某人民医院及某教学医院，给予烤灯、外敷等对症治疗，皮下结节仍未消退。2020 年 12 月 9 日于某人民医院行脐部肿物细针穿刺，术后病检：见大量核异型细胞团。2020 年 12 月 21 日行全腹增强计算机断层扫描（computed tomography，CT）提示：①肚脐软组织病灶，增强后轻度均匀强化，性质？②右侧直肠旁间隙软组织结节灶。遂于 2020 年 12 月 22 日行脐部肿物切除术，术后病检：脐部包块符合低分化腺癌，免疫表型提示多系来源于女性生殖系统。进一步检测肿瘤标志物，CA12-5：198.90 U/mL，CA19-9：14.01 U/mL，绝经前罗马指数：14.22%，绝经后罗马指数：52.45%，HE4、AFP 及 CEA 均正常。患者为求进一步诊治入住我科。

【既往史】无特殊。

【体格检查】外阴发育正常，已婚已产型，外观无畸形，无皮炎、溃疡、赘生物，皮肤未见明显色素减退，阴道通畅，见少量白色分泌物，无异味，宫颈正常大小，宫颈口欠光滑，表面未见明显赘生物，无明显接触性出血，宫颈无举摆痛，子宫正常大小，前位，活动好，无压痛，双侧附件区未扪及明显包块，无明显压痛。

【辅助检查】2021 年 1 月 7 日于某人民医院查人乳头瘤病毒未见明显异常。TCT 发现少许未明确诊断意义的非典型鳞状上皮细胞及少许炎细胞，建议半年后复查。

2021 年 1 月 9 日某人民医院妇科彩超提示：子宫、双侧附件区未见明显异常。

2021 年 1 月 13 日某中心医院盆腔增强磁共振成像提示：双侧附件区见 T_1WI 及 T_2WI 稍低信号结节影，大者位于右侧附件区，约 2.1 cm × 1.4 cm 大小，增强扫描不均匀明显强化，病灶弥散明显受限。子宫体积不大，未见确切异常信号影，增强扫描未见确切异常强化。盆腔内少量液性信号影。盆腔内未见明显肿大淋巴结影。

2021 年 1 月 15 日某中心医院电子肠镜提示：直肠距肛缘 10 cm 处可见局部隆起，直径约 2.0 cm，表面光滑，黏膜未见明显异常。窄带成像内镜（narrow band imaging，NBI）未见明显异常。

2021 年 1 月 15 日某中心医院宫颈活检及宫颈管搔刮结果提示：①宫颈 3 点、6 点、9 点、12 点方向：轻度慢性炎。②宫颈管组织：血块及黏液中见少许呈低级别上皮内瘤变的游离鳞状上皮及呈慢性炎改变的宫颈管内膜。

【诊断】卵巢高级别浆液性腺癌Ⅳ期；宫颈低级别上皮内瘤变；直肠阴道瘘。

【治疗】2021 年 1 月 18 日患者在全麻插管下行腹腔镜探查术，

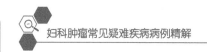
术中冰冻病理结果提示：双侧附件均查见低分化癌，具体类型待石蜡切片确定；右侧直肠旁肿物查见低分化癌。根据患者术前检查及术中冰冻病理结果，遂行腹腔镜下卵巢癌肿瘤细胞减灭术，即全子宫切除术 + 双附件切除术 + 右侧直肠旁肿物切除 + 盆腔淋巴结清扫术 + 腹主动脉淋巴结清扫术 + 阑尾切除术 + 大网膜切除术。术中所见：盆腹腔未见积血积液；大网膜与脐孔处腹壁膜状粘连；肠管与两侧盆侧壁粘连；子宫萎缩，子宫宫底浆膜下可见一大小约 1.5 cm × 1 cm 的肌瘤样包块，边界清楚，子宫后壁与骶韧带粘连；左侧输卵管伞端可见一大小约 1.5 cm × 1 cm 的肿物，边界清楚，呈黄色，表面未见破溃，左侧卵巢外观未见异常；右侧输卵管表面可见散在粟粒样大小结节，右侧卵巢外观未见明显异常；右侧直肠旁可见一大小约 2.5 cm × 2.0 cm 的肿物，边界欠清，与直肠分界清楚；盆腔内淋巴结、腹主动脉旁淋巴结未见明显肿大；阑尾、大网膜、肠管表面、肝脏表面、胃表面、脾脏表面均未见明显异常。术后病理结果提示：①双侧附件均查见高级别浆液性腺癌，卵巢来源，免疫组化结果支持。免疫组化结果：PCK（+）、CA12-5（+）、CK7（部分+）、Pax8（+）、SATB2（−）、WT-1（+）、P53（−）、Ki-67（约 60% +）。②右侧直肠旁肿瘤查见低分化腺癌，卵巢来源，免疫组化结果支持。免疫组化结果：PCK（+）、CA12-5（+）、CK7（部分+）、Pax8（+）、SATB2（−）、WT-1（+）、P53（−）、Ki-67（约 60% +）。③腹腔冲洗液涂片及细胞块切片中可见一些淋巴细胞及间皮细胞，未见肿瘤细胞。④"全子宫"基底层宫内膜；轻度慢性宫颈及宫颈内膜炎；左、右侧宫旁组织中未见癌。⑤腹主动脉旁淋巴结查见癌转移（1/4）；左侧盆腔（0/7）及右侧盆腔（0/10）中均未见癌。⑥大网膜及阑尾组织中未见癌。基因检测：乳腺癌易感基因（*BRCA*）阴性。

2021年2月1日因患者恢复过程中出现阴道内有大便样分泌物排出，考虑直肠阴道瘘。次日于全麻插管下行回肠造口术＋肠粘连松解术＋腹盆腔脓肿清除术，术中因粘连严重同时行小肠修补术。

【随访】患者手术恢复后，于2021年5月27日开始于肿瘤科行紫杉醇＋顺铂化疗6周期。2021年8月24日复查CA12-5为11.6 U/mL。

病例分析

卵巢癌是发病率仅次于子宫颈癌及子宫体癌的生殖道恶性肿瘤，其特点是起病隐匿，早期筛查困难，大多数患者就诊时已为晚期，且治疗效果及预后差，死亡率高。由于卵巢在盆腔中处于游离状态，因此卵巢癌最常见的转移方式是直接蔓延及腹腔种植转移，也可通过血行及淋巴转移。其最常见的远处转移部位是肝脏，其次多转移至盆腹腔淋巴结、肺、骨、脑等器官。该病例系患者因"脐部包块"就诊，最终确诊为卵巢癌脐部转移，极为少见。

盆腹腔恶性肿瘤转移至脐部形成的肿瘤结节 Sister Mary Joseph 结节（Sister Mary Joseph's nodule，SMJN），为纪念修女 Mary Joseph 首次发现脐部肿块而命名，又称玛丽约瑟夫结节。在既往可知原发部位的病例报道中，SMJN 以胃肠道恶性肿瘤来源为首位，约占52%，最常见的是胃癌、结肠癌。生殖道恶性肿瘤来源约占28%，以卵巢癌及子宫癌为主。目前，SMJN 的转移途径尚不统一。一方面，脐部周围分布着丰富的血管及淋巴管，肿瘤细胞可通过血管或淋巴管转移到脐部；另一方面，脐部筋膜结构不完整，屏障的缺失可使肿瘤细胞直接侵犯转移至脐部。

该患者首诊时脐部结节较小，以炎性反应为主，容易误诊为脐部炎性包块，同时，还需与脐疝、脐部子宫内膜异位症、脐部原发

笔记

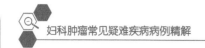

肿瘤等相鉴别。SMJN 临床表现不典型，常见直径为 2～3 cm，也可小于 0.5 cm，可表现为无症状的质硬结节或伴疼痛、溃疡、出血等症状的不规则肿物，因此难以从外观进行诊断。局部超声检查是常用的辅助检查手段，研究表明，超声提示脐部皮下查见边界不规则的低回声结节，结节内部回声不均质或有局灶性高回声区可以为 SMJN 的诊断提供有力依据。肿瘤标志物的检测也可提示原发病灶，CA12-5 在诊断卵巢癌的过程中具有重要价值。盆腹腔 CT 或 MRI 可帮助寻找肿瘤的原发部位，同时有助于确定肿瘤的恶性程度。在影像学排除脐疝的前提下，针吸细胞学、组织活检或手术切除可从病理学上明确诊断。针吸细胞学创伤小，但因取得的组织及细胞较少，通常只能观察细胞的结构和形态变化，可能无法确定原发病灶。组织活检及手术切除可通过免疫组织化学进一步确定肿瘤的原发部位。本例患者脐部结节切除后病检考虑为转移性腺癌，盆腔彩超及 CT 未提示附件区明确占位，而全腹 CT 及肠镜提示直肠旁肿物，盆腔 MRI 提示双侧附件区结节，性质不明，仅通过辅助检查确定原发病灶困难，经手术探查后最终明确了脐部结节为卵巢癌转移。通过手术治疗及术后积极化疗，该患者复查 CA12-5 正常，提示治疗效果良好。

　　SMJN 通常认为是恶性肿瘤的晚期表现，既往报道中 SMJN 患者的平均生存时间约为 11 个月。但多数报道显示，发生 SMJN 的卵巢癌患者，如果按照晚期卵巢癌的治疗原则，积极进行肿瘤细胞减灭术并联合辅助化疗，其预后明显好于胃肠道恶性肿瘤，患者的平均生存时间可超过 1 年以上。因此，对该类以脐部结节为首发表现的患者，我们应考虑 SMJN 的可能性，尽早识别原发病灶，积极制订诊疗方案，以利于提高患者的生存质量和预后。

遂宁市中心医院　刘美君　汪国武

病例点评

对于脐部包块，除炎性疾病之外，同时应考虑肿瘤可能性。因其部位表浅，为明确诊断，尽量以切除为主，若行穿刺活检，取样较少，容易漏诊，并且破坏肿瘤的局限性，可能导致肿瘤扩散。若术前考虑生殖道来源肿瘤，应请有经验的妇科医生完善专科检查，做到早发现、早治疗。

遂宁市中心医院　刘芳

参考文献

[1] GARDNER A B，CHARO L M，MANN A K，et al. Ovarian，uterine，and cervical cancer patients with distant metastases at diagnosis：most common locations and outcomes[J]. Clinical & Experimental Metastasis，2020，37（1）：107-113.

[2] DENG K，YANG C，TAN Q，et al. Sites of distant metastases and overall survival in ovarian cancer：A study of 1481 patients[J]. Gynecologic Oncology，2018，150（3）：460-465.

[3] WRONSKI M，KLUCINSKI A，KRASNODEBSKI I W. Sister Mary Joseph Nodule：a tip of an iceberg[J]. Journal of Ultrasound in Medicine，2014，33（3）：531-534.

[4] 何小溪,薛恒,崔立刚,等.玛丽约瑟夫结节:不容被超声忽视的脐部转移病灶[J].中国医学科学院学报，2016，38（1）：99-102.

[5] KIJIMA S，OMOTO K，UTANO K，et al. Sonographic findings of Sister Mary Joseph's nodule from ovarian cancer[J]. Journal of Medical Ultrasonics,2012,39（1）：29-31.

[6] Sister Mary Joseph's Nodule：An Indicator Of Intraabdominal Malignancy[J].

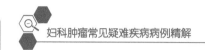
Internet Journal of Surgery，2006，2（2）：311-314.

[7] CHAFFINS M L，ALTMAN D A，BALLE M R，et al. Metastatic umbilical carcinoma：the Sister Joseph's nodule[J]. Cutis; cutaneous medicine for the practitioner，1993，52（1）：37-39.

[8] GIANNINA C，MAI O，TAKATOSHI K，et al. Sister Mary Joseph nodule as a first manifestation of a metastatic ovarian cancer[J]. Case Reports in Obstetrics & Gynecology，2016，2016：1087513.

[9] 王晓莉，杨娇娥 . 卵巢癌脐部转移 1 例 [J]. 西北国防医学杂志，2013，34（6）：515.

病例 4　双侧卵巢低级别浆液性癌

病历摘要

患者 34 岁，孕 6 产 2，于 2021 年 4 月 16 日以"体检发现双侧卵巢囊肿 44 天"为主诉入院。

【现病史】患者平素月经规律，末次月经为 2021 年 4 月 6 日，量中等，色红，无痛经；初潮年龄 14 岁，周期 30 天，经期 4 天。21 岁结婚，爱人体健，夫妻感情和睦，15 年前、8 年前分别足月顺娩一男活婴，现均体健。44 天前于当地体检时查 B 超示：子宫前壁可见大小约 7 mm×5 mm 低回声结节，边界清，余宫壁回声尚均。卵巢：右侧可见大小约 63 mm×52 mm 囊实性肿物图像，囊性内可见分隔，实性呈偏高回声。左侧可见大小约 68 mm×41 mm 囊实性肿物图像，囊性内可见分隔，实性呈偏高回声。CA12-5 为 49.5 U/mL。患者无腹痛、腹胀、下腹不适症状，自患病以来，神志清，精神可，饮食、睡眠、大小便正常，体重无明显变化。

【家族史及既往史】母亲因"心脑血管疾病"去世，父亲体健，1 个兄长、1 个姐姐均体健。否认有家族遗传病及传染病史。既往体健，无手术史。

【体格检查】

（1）一般情况可，生命体征平稳，一般体格检查未见明显异常。

（2）妇科检查：外阴已婚经产式；阴道通畅，容 2 指；宫颈正常大小，光滑；宫体前位，正常大小，活动度可，无压痛；双附件区均可触及一大小约 7 cm×6 cm 囊性包块，活动度可，无压痛。

【辅助检查】

（1）三维阴超示（图 4-1）：左附件区可探及范围约 74 mm × 40 mm 的囊性包块，其内可探及多个大小不等的囊腔，较大的范围约 36 mm × 29 mm，透声均差，部分囊内可见菜花样高回声附着于内壁，较大的范围约 10 mm × 9 mm，囊性包块中心部可探及范围约 21 mm × 12 mm 的卵巢回声，高回声血流信号。右附件区可探及范围约 61 mm × 42 mm 的囊性包块，其内可探及范围约 50 mm × 44 mm 的囊腔，透声差，可见细密光点及不全分隔，未见明显血流信号。诊断结论：左附件区囊性包块（首先考虑来源于卵巢的囊腺瘤）；右附件区囊性包块。

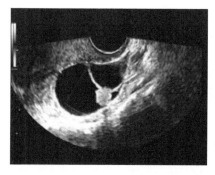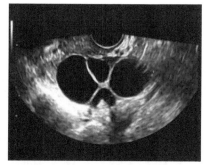

图 4-1　三维阴超

（2）盆腔 MRI 平扫＋增强提示：①子宫肌壁间肌瘤。②双侧附件区囊实性肿块，囊腺瘤？畸胎瘤？（双侧附件区可见混杂信号影，以 T_1 稍高信号、T_2 高信号为主，内见分隔及边缘少量稍长 T_1 稍短 T_2 信号，右侧大小约 47.0 mm × 52.1 mm × 61.5 mm，左侧大小约 31.8 mm × 70.9 mm × 46.1 mm，DWI 大部分呈低信号，边缘呈稍高信号，增强后边缘强化）。③多发宫颈腺囊肿。④盆腔少量积液。⑤骨盆骨及腰骶椎信号异常；建议结合临床。

（3）肿瘤标志物（CA12-5、CA15-3、CA19-9、HE4、CEA、

AFP）均未见明显异常。

【诊断】双侧卵巢包块，性质待定。

【治疗】

1. 第一次手术

患者于 2021 年 4 月 19 日在全麻下行腹腔镜下左侧附件切除 + 右侧卵巢囊肿剥除 + 腹膜多点活检 + 大网膜切除 + 肠粘连分离术。术中见：盆腔少许积液，左侧卵巢增大，可见大小约 7 cm × 5 cm 的囊肿，多房样，表面可见两块菜花样凸起；右侧卵巢增大，可见大小约 6 cm × 5 cm 的囊肿，多房样，表面可见一微小菜花样凸起，子宫大小正常、形态正常，后壁与肠管有少许粘连，双侧输卵管外观无异常；探查盆腔腹膜、肠管表面、大网膜、肝脾表面，双侧结肠旁沟未见明显病灶（图 4-2）。

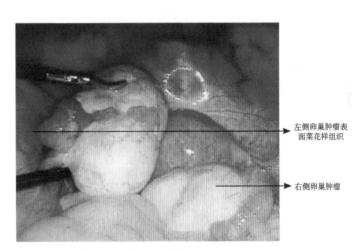

左侧卵巢肿瘤表面菜花样组织

右侧卵巢肿瘤

图 4-2 术中所见图像

（1）术中快速病理回示：（左附件）冰冻取材 2 块：卵巢表面及囊壁内为浆液性乳头状囊腺瘤，局灶呈交界性改变，待常规多取材进一步明确诊断。（右侧卵巢囊肿）冰冻取材 2 块：交界性浆液性肿瘤，待常规多取材进一步明确诊断。术中腹腔留置热灌注管 4 根，

笔记

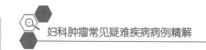
术后第 1 天、第 2 天分别给予生理盐水 4000 mL 热灌注治疗。术后给予预防感染、补液治疗。

（2）术后常规病理回示：（左附件）交界性浆液性肿瘤，伴局部癌变，考虑非浸润性低级别浆液性癌。（右侧卵巢囊肿）交界性浆液性肿瘤，局灶见可疑非浸润性低级别浆液性癌，建议专家组会诊。（大网膜）未见肿瘤组织。（右侧骶韧带）镜下见纤维结缔组织。免疫组化结果：P53（野生型），PAX-8（+），WT-1（+），Ki-67（10%+），ER（80% 强+），PR（80% 强+），CK7（+），CK20（-），CDX-2（-）。

2. 第二次手术

患者于 2021 年 4 月 27 日在全麻下行腹腔镜下全子宫、右侧附件切除术＋盆腔淋巴结清扫术＋腹主动脉旁淋巴结清扫术。术中见：盆腹腔未见明显积液；子宫前位，正常大小，表面光滑；左侧附件缺如；右侧卵巢呈术后改变，右侧输卵管走行正常；大网膜切除术后、肠管、阑尾、腹膜、肝脾表面未见明显异常。术中腹腔留置热灌注管 4 根，术后第 1 天给予生理盐水 4000 mL，术后第 2 天给予多西他赛 120 mg，术后第 3 天给予卡铂 800 mg 腹腔热灌注化疗。

术后常规病理：左侧腹主动脉旁淋巴结见癌转移（1/1）；右侧腹主动脉旁淋巴结见癌转移（1/5）；左侧盆腔淋巴结见癌转移（1/10）；右侧盆腔淋巴结见癌转移（1/16）；骶前淋巴结未见癌转移（0/2）；右卵巢及右输卵管浆膜层见少量癌组织伴钙化；子宫腺肌病；增生性子宫内膜；宫颈慢性炎伴鳞化，双侧宫旁未见癌。

3. 辅助治疗

术后 21 天行第一次静脉化疗，化疗方案：多西他赛＋卡铂。化疗 6 次，间隔 21 天。目前患者 6 次化疗已结束。化疗前后复查肿瘤标志物（CA12-5，CA15-3，CA19-9，HE4，CEA，AFP）均未见明显异常。化疗后第 1 次、第 4 次、第 6 次查全腹及盆腔 CT 平扫＋增强均未见转移灶。患者化疗期间出现脱发，较轻的骨髓抑制及恶心、反胃等胃肠道反应，给予对症处理后缓解。化疗期间生命体征平稳，一般情况可。

【修正诊断】双侧卵巢低级别浆液性癌ⅢA 期，术后，第 6 次化疗后。

【随访】患者化疗后 3 个月行全腹及盆腔 CT 平扫＋增强均未见转移灶，肿瘤标记物无异常；半年后行 PET-CT 未见异常，肿瘤标记物无异常。

病例分析

手术方式的选择：腹腔镜手术有术后恢复快、切口小、并发症少、较美观等特点。术中完整剥除囊肿，避免囊液流出，标本置取物袋中取出盆腔，做好"无瘤原则"。本患者第一次术中快速病理提示双侧卵巢为交界性病变，与患者家属沟通病情，结合患者年龄及术中所见，考虑患者远期生活质量，给予保留病变相对较轻的右侧卵巢。第一次术后常规病理提示双侧卵巢为局部非浸润性低级别浆液性癌，患者无生育需求，结合患者及家属意见及远期预后因素，行二次手术＋热灌注。第二次术后常规病理提示双侧卵巢ⅢA 期，术后给予化疗。

卵巢低级别浆液性癌（low-grade serous ovarian carcinoma，LGSOC）好发于年轻患者，通常表现为晚期疾病，但侵袭性不强，有较强的雌激素受体和孕激素受体表达。一般来说，LGSOC 缺乏典型的超声

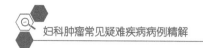

影像，非侵袭性可表现为多房囊性病变，内伴乳头状突起。小规模回顾性研究发现，当 CT 提示附件肿块伴钙化或腹膜存在钙化结节转移时，应高度警惕 LGSOC 可能，但确诊仍需依靠组织病理学检查。

手术治疗是 LGSOC 的基础，因其对化疗不敏感，不适合行新辅助化疗。初始治疗包括全面分期手术，术后治疗和 G1 卵巢子宫内膜样癌相同。Ⅰ期推荐给予 3 个周期化疗，Ⅱ～Ⅳ期给予 6 个周期化疗，故本患者给予全面分期手术＋TP 方案化疗（6 次）。维持治疗方面，LGSOC 有较强的雌激素受体和孕激素受体表达，ⅠC 期和Ⅱ～Ⅲ期患者术后均可选择内分泌治疗，与患者沟通后其拒绝内分泌治疗。

郑州大学第三附属医院　　董延华　　邢文英

🗒 病例点评

该病例是罕见的卵巢癌，在年轻女性中更为常见，手术是卵巢低级别浆液性癌的主要治疗手段，该患者为ⅢA 期，给予手术＋化疗方案，热灌注能更有效地杀伤恶性肿瘤细胞，增加患者对化疗的敏感度。激素治疗和靶向治疗可能发挥重要作用，部分患者尤其是治疗结束后有残留病灶者可能受益于化疗后的激素维持治疗。该患者可进一步沟通给予激素维持治疗或靶向治疗。

郑州大学第三附属医院　　李蕾　　王鲁文

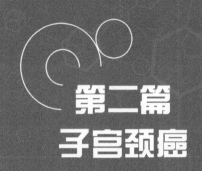

第二篇
子宫颈癌

病例 5　子宫颈鳞状细胞癌Ⅲ C1p 期

病历摘要

　　患者 62 岁，温州苍南人，已婚，育 5-0-0-4，顺产。因"绝经后阴道流液 4 月余，不规则流血 1 月余"入院。

　　【现病史】患者已绝经 18 年，绝经后无异常阴道流血流液。4 个月前无明显诱因出现白带增多、水样、无异味、偶带血丝，无外阴瘙痒，无其他不适，自行服用抗生素后症状缓解，未予重视。1 个月前患者无明显诱因出现阴道流血，量少、色红，伴腰骶部酸胀，未向他处放射，无发热、头晕乏力、腹痛等不适，患者未予重视，未就诊。

41

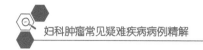

期间阴道流血，淋漓不尽、量少、色红。2 天前患者至当地医院就诊，查 B 超示"宫颈占位，血流丰富"，考虑子宫颈恶性肿瘤可能，建议转至上级医院就诊。1 天前患者出现阴道流血较前明显增多，半小时湿透 2 片护垫，色红，无特殊处理后阴道流血自行停止。患者今至我院门诊就诊，查体示宫颈萎缩，溃疡状，质地硬；三合诊：宫颈大小约 3.5 cm，宫旁软。建议住院。现患者无下腹痛，无阴道流血、流液，无明显消瘦，无乏力、纳差等不适，遂于 2021 年 3 月 29 日拟"子宫颈癌可能"收住入院。

【既往史】患者 30 余年前于外院行双侧输卵管结扎术。高血压病史 10 余年，现每日 1 次口服厄贝沙坦片 1 片（75 mg）治疗，不规律监测血压，自诉血压控制良好。否认糖尿病、心脏病等病史，否认乙肝、结核等传染病史，否认输血史，否认食物药物过敏史，否认其他手术外伤史。免疫已按计划接种。

【体格检查】

（1）一般查体：体温 36.1 ℃，脉搏 96 次 / 分，呼吸 18 次 / 分，血压 125/84 mmHg，神志清，精神可，皮肤巩膜无黄染，全身浅表淋巴结未触及肿大，心率 96 次 / 分，律齐，双肺呼吸音清，无干、湿啰音，下腹见一长约 3 cm 陈旧性横行手术瘢痕，腹平软，无压痛及反跳痛。

（2）妇科检查：外阴阴性；阴道畅，后壁膨出；宫颈大小约 3.5 cm，质硬，溃疡状；宫体前位，正常大小，无压痛；双侧附件区未触及包块，无压痛；三合诊：双侧宫旁软，未扪及肿块，无压痛。

【辅助检查】

（1）阴道 B 超（2021-03-27，外院）：子宫后位，外形萎缩，宫腔线清，内膜薄，宫壁回声均匀。于宫颈处见低回声区，范围约

30 mm×29 mm×31 mm，边界不清，内回声不均匀。彩色多普勒血流显像（color doppler flow imaging，CDFI）内见丰富血流信号。双侧卵巢缩小，内未见明显异常。

（2）肿瘤标记物（2021-03-30，本院）：鳞状细胞癌相关抗原为4.70 ng/mL，其余肿瘤标记物均在正常范围内。

（3）腹部及盆腔 CT（2021-03-30，本院）：子宫形态稍萎缩，宫颈增宽，增强后可见团片状相对略低密度影，大小约 22 mm×22 mm，周围脂肪间隙尚清，左附件区见大小约 24 mm×23 mm 的软组织密度影。肝脏大小、形态正常，肝内密度均匀，肝内血管走行正常，肝内外胆管无扩张，胆囊不大，未见明显占位。脾大小、形态、密度正常。胰腺大小、形态及密度正常。双侧肾脏及输尿管走行区未见明显异常。膀胱充盈一般，壁光滑无增厚。盆壁及腹膜后可见多个淋巴结，较大者直径约 7 mm。宫颈异常密度灶，建议行 MRI 检查及活检。

（4）磁共振成像盆腔（magnetic resonance imaging，MRI）（2021-03-31，本院）：宫颈增大，外缘不规整，宫颈右侧部见一不规则团块状异常信号影，大小约 38 mm×24 mm。病变区在 T_1WI 上呈等信号，在 T_2-FS 上呈稍高信号，在 STIR 序列上呈较高信号，病变累及宫颈全层，右侧宫旁侵犯，右侧宫旁脂肪间隙消失，子宫峡部受累，阴道上 1/3 可疑受侵。阴道穹隆狭窄，膀胱未见明显异常，盆腔内双侧盆壁可见多发淋巴结。

（5）阴道 B 超（2021-04-01，本院）：子宫后位，大小约30 mm×18 mm×36 mm，内膜厚约 3 mm，显示不清晰，肌层回声分布均匀，宫颈内见一低回声团，大小约 32 mm×29 mm×30 mm，边界不清，内部回声不均匀，彩色多普勒血流显像示其内可见血供。

提示绝经后子宫、宫颈内低回声团（占位）。

（6）宫颈活检病理（2021-04-01，本院）：浸润性鳞状细胞癌（宫颈组织）。

【诊断】子宫颈鳞状细胞癌ⅠB2期；高血压病。

【治疗】于2021年4月2日行广泛全子宫切除术＋双侧附件切除术＋盆腔淋巴结切除术。

（1）术后常规病理回报（2021-04-12，本院）：广泛全子宫＋双附件切除标本，肿瘤所在位置：宫颈；肿瘤大小：3.6 cm×2.0 cm；组织学类型：鳞状细胞癌；组织学分级：中分化；浸润深度：最大浸润深度为2 cm，占子宫肌壁厚度的90%，最大癌灶直径约3.6 cm，累及宫体下段，阴道壁上1/3为原位鳞状细胞癌；侵犯邻近器官：病理学上不能确定；脉管内癌栓（＋）；神经侵犯（－）；阴道壁切缘（－）；子宫内膜萎缩；左宫旁（－）；左卵巢（－）；左输卵管（－）；右宫旁（－）；右卵巢（－）；右输卵管（－），见输卵管系膜囊肿；左盆腔淋巴结：淋巴结见癌转移（6/12）；右盆腔淋巴结：淋巴结见癌转移（2/11）；左髂总淋巴结：淋巴结未见癌转移（0/2）；右髂总淋巴结：淋巴结未见癌转移（0/2）。

（2）术后免疫病理回报：错配修复蛋白检测：MSH6（＋）；MSH2（＋）；MLH1（＋）；PMS2（＋）；EBER（－）；P16（＋）；P40（＋）；P53（约90%＋，突变型）；P63（＋）；Ki-67（热点处约90%＋）；S-100（神经＋，未见癌累及）；CD31（血管＋，未见癌栓）；D2-40（淋巴管＋，未见癌栓）；CK5/6（＋）。

【修正诊断】子宫颈鳞状细胞癌ⅢC1p期；高血压病。

【随访】术后给予辅助盆腔外照射＋近距离放疗＋顺铂同期化疗。嘱患者出院后2个月至妇科门诊随访，2年内每3个月复查1次，

3～5 年内每 6 个月复查 1 次，第 6 年开始每年复查，需终身随访。

病例分析

　　根据本例病例特点，患者系绝经后女性，育 5-0-0-4，此次因"绝经后阴道流液 4 月余，不规则流血 1 月余"入院。妇科检查见宫颈大小约 3.5 cm，质硬，溃疡状；三合诊：双侧宫旁软，未扪及肿块，无压痛。辅助检查：阴道 B 超提示宫颈处见低回声区，范围约 33 mm×29 mm×31 mm，边界不清，内回声不均匀。CDFI 内见丰富血流信号。鳞状细胞癌相关抗原 4.70 ng/mL。结合病史、症状、体征及辅助检查，入院初步诊断"子宫颈癌可能"。入院后进一步完善相关辅助检查，包括血常规、肝肾功能、生化检查、超声检查及影像学检查。为进一步明确诊断，先行子宫颈活检，病理报告示浸润性鳞状细胞癌。根据盆腔 MRI 及胸部 / 腹部 / 盆腔 CT，均见子宫颈占位，考虑为子宫颈癌，且盆腔内可见多发淋巴结，结合肿块大小，故术前诊断为"子宫颈鳞状细胞癌 I B2 期"。至于盆腔 MRI 提示病变累及宫颈全层、右侧宫旁侵犯、右侧宫旁脂肪间隙消失、子宫峡部受累、阴道上 1/3 可疑受侵，我们临床检查时并未见到阴道穹隆有病变累及。三合诊时双侧宫旁软，未扪及肿块，故分期暂时不考虑 II A1 期和 II B 期。显示的淋巴结是否有转移，有待手术分期后进一步明确。

　　子宫颈癌是全球女性第四大常见癌症，是发展中国家女性癌症死亡的主要原因。初始影像学检查首选盆腔增强 MRI 以评估测量病灶范围及病灶和子宫颈内口的距离；胸部 / 腹部 / 盆腔增强 CT 检查以评估转移情况。

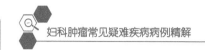

　　根治性子宫切除术 + 双侧盆腔淋巴结切除术（或前哨淋巴结显影）是 I A2 至 I B2 及部分 I B3 至 II A1 期的首选治疗方法。II B 期及以上的晚期患者通常不采用手术治疗，大多数采用同步放化疗。把握手术指征非常重要，需要明确哪些该做，哪些不该做。本例患者术前诊断为子宫颈鳞状细胞癌 I B2 期，无手术禁忌证，故按照指南行广泛全子宫切除术 + 双侧附件切除术 + 盆腔淋巴结切除术。

　　前哨淋巴结（sentinel node，SLN）显影技术已经被应用于经选择的 I 期子宫颈癌患者手术程序中。前瞻性研究结果支持在早期子宫颈癌患者中检测 SLN 的可行性，并建议在大部分早期病例中可以安全地避免系统的盆腔淋巴结切除。前哨淋巴结通常位于髂外血管内侧、侧脐韧带外侧或闭孔窝上部。前哨淋巴结通常由病理学专家进行超分期，从而可以更高程度地检测可能会改变术后处理的微转移。本例患者由于影像学提示有多发淋巴结，考虑有转移可能，故没有做前哨淋巴结活检。

　　术后辅助治疗：初治子宫颈癌手术指征推荐限于 ≤ II A2 期，接受初治手术者术后辅助治疗方案取决于术中发现及病理分期。其中，"高危因素"包括淋巴结阳性、切缘阳性和宫旁浸润。具备任何一个"高危因素"者均推荐进一步行影像学检查以了解其他部位转移情况，然后补充盆腔外照射 + 含铂同期化疗 ± 近距离放疗。"中危因素"包括肿瘤大小、间质浸润、淋巴脉管间隙阳性，按照"Sedlis 标准"进行补充盆腔外照射 ± 含铂同期化疗。但中危因素不限于"Sedlis 标准"，如腺癌和肿瘤靠近切缘等。最近的研究提示，腺癌淋巴结转移的预测因素可能与鳞癌不同。评估子宫颈间质侵犯的模式和是否存在淋巴血管间隙浸润（lymph vascular space invasion，LVSI）比原发肿瘤大小更能预测淋巴结转移的风险。本例患者术后病理报告提示肿瘤大小 3.6 cm×2.0 cm；浸润深度：最大浸润深度为 2 cm，占子宫肌壁厚度的 90%；脉管内癌栓（+）；左盆腔淋巴结：淋巴结见癌转移（6/12）；右盆腔淋巴结：淋巴结见癌转移（2/11）；共有 1 个高危因素，2 个中危因素，故修正诊断为子宫颈鳞状细胞癌 Ⅲ C1p 期。因此我们选择了盆腔外照射＋近距离放疗＋顺铂同期化疗的术后辅助治疗方案。

国际妇产科联合会（International Federation of Gynecology and Obstetrics，FIGO）在子宫颈癌 2018 分期中引入了手术分期的概念，但是该分期尚需完善，特别是Ⅲ C 期。我们曾通过 SEER 数据库，进行回顾性分析，发现Ⅲ C1 期的患者手术治疗后的预后包括肿瘤特异性生存率（cancer specific survival，CSS）和总生存期（overall survival，OS）均较Ⅲ A 和Ⅲ B 期要好，而Ⅲ C2 期的患者预后较Ⅳ A 期要差。这个是接下来需要我们妇产科学术界进一步探究讨论的内容。免疫治疗是最近肿瘤治疗的热点，将是今后晚期、复发子宫颈癌的研究方向。免疫治疗需要患者存在相关的分子标志物才能取得较高的缓解率。复发和转移性子宫颈癌的二线治疗推荐帕姆单抗用于 dMMR/MSI-H 或 PD-L1 阳性患者。肿瘤高突变负荷 TMB-H 是最近增加的肿瘤免疫治疗分子标志物，不同肿瘤有不同的阈值。

至于随访，建议治疗后 2 年内每 3～6 个月随访 1 次，第 3～5 年每 6～12 个月 1 次，5 年后每年 1 次。高危患者应缩短随访间隔（如第 1～2 年每 3 个月 1 次），低危患者可以延长（如 6 个月 1 次）。本例患者存在多个危险因素，因此需加强随访，且至少每年进行 1 次阴道细胞学检查。随访时需进行仔细的临床评估，教育患者了解

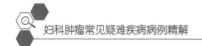

复发的早期症状，如阴道排液、体重减轻、厌食，盆腔、骶关节、背部或腿部疼痛等。随访过程中不需要进行常规影像学检查，如有症状或怀疑复发时可选用。

温州医科大学附属第二医院　颜林志

病例点评

绝经后阴道出血和排液是老年妇女生殖道恶性肿瘤的常见症状，需要积极检查以明确诊断，本例患者通过相应的辅助检查并经组织活检病理切片证实了宫颈鳞癌的诊断。其难度在于术前分期的确定。患者术前进行妇科检查提示阴道上 1/3 未见明显病灶，三合诊提示宫旁软、主骶韧带未扪及增粗，结合术前影像学检查，怀疑阴道上 1/3 有可能累及。故诊断在ⅠB2 和ⅡA1 可能。手术指征明确。

FIGO 在 2018 年的宫颈癌分期中强调了初治患者手术前后可以改变分期，术后的病理结果可以补充临床发现，形成最后的分期。特别是对于Ⅲ期的诊断，需要注明证据的来源（如R-影像、P-病理）。

温州医科大学附属第二医院　屈王蕾　胡越

病例 6　宫颈原位腺癌

病历摘要

患者 54 岁，G3P2，绝经 6 年，因"体检发现人乳头癌病变（human papilloma virus，HPV）18 阳性，宫颈液基薄层细胞学涂片检查（thinprep cytologic test，TCT）见意义未明的不典型鳞状细胞 1 个月"于 2019 年 10 月在我院门诊就诊。患者患病以来精神、食欲、睡眠尚可，大小便正常，体重无明显改变。既往史、个人史及家族史无特殊。

【体格检查】外阴未见异常；阴道通畅，无充血；宫颈轻度糜烂，下唇增生；子宫后位，正常大小，活动，质中，无压痛；双侧附件区未扪及异常。

【辅助检查】阴道镜检查（2019-10-18）：①阴道镜所见：转化区醋酸试验后见薄白上皮、息肉状增生。②阴道镜拟诊：Ⅰ型转化区，宫颈上皮内瘤变待排。③进一步处理意见：建议行诊断性宫颈环形电切术。

【诊断】宫颈原位腺癌。

【治疗】行诊断性宫颈环形电切术（loop electrosurgical excisional procedure，LEEP）。诊断性 LEEP 手术范围为 1.3 ～ 1.5 cm，深度为 1.5 cm。病理诊断（图 6-1）：病灶提示慢性宫颈及宫颈内膜炎，查见原位腺癌；边缘提示慢性宫颈内膜炎合并宫颈内膜息肉。建议患者入院行子宫切除术，告知患者及家属宫颈原位腺癌有跳跃性生长风险，不排除浸润癌可能，患者及家属充分知情并谨慎考虑后坚决要求保留子宫，遂建议患者定期复查。

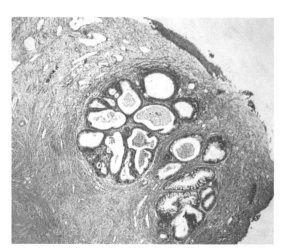

图 6-1　宫颈锥切标本病理检查（HE×100）

【随访】宫颈 LEEP 术后 2 个月复诊（2019-12-16）：①妇科查体：外阴未见异常；阴道通畅，无充血；宫颈口粘连；子宫后位，正常大小，活动，质中，无压痛；双侧附件区未扪及异常。②辅助检查：HPV 分型检测示 23 种亚型均为阴性；HPV-DNA 检测（HC2）阴性；宫颈 TCT 未见上皮内病变或恶性细胞。再次向患者及家属解释病情，建议手术，患者仍坚持保守治疗，遂建议患者半年后复诊。

宫颈 LEEP 术后 10 个月复诊（2020-08-15）：宫颈 TCT 未见上皮内病变或恶性细胞；HPV 分型检测示 23 种亚型均为阴性。再次解释病情，与患者及家属反复沟通后，患者同意手术。

【再次手术】患者于 2020 年 9 月 17 日入我院，盆腹部平扫＋增强 MRI 示子宫体积偏小，宫颈不大，强化稍不均匀，盆腔未见占位。鳞状细胞癌相关抗原 2.5 ng/mL，CA12-5 为 2.3 U/mL。专科查体同前。与患者及家属沟通后选择术中先行宫颈管搔刮，标本送冰冻病理检查，若病变程度无加重，则行"腹腔镜下筋膜外全子宫切除术＋双侧输卵管卵巢切除术"；若提示为浸润癌，则需扩大手术范围。

笔记

宫颈管搔刮术中冰冻病理检查结果示：本次送检为肌纤维组织，被覆极少量鳞状上皮，未见宫颈内膜腺体。故行"腹腔镜下筋膜外全子宫切除术＋双侧输卵管卵巢切除术"。术后病检结果（图6-2）示：宫颈原位腺癌，送检组织手术断端未见病变累及；子宫内膜生理性萎缩；左卵巢可见白体及包含囊肿，右卵巢可见白体；左、右输卵管生理性萎缩。

【再次随访】现术后2年，门诊规律随访，未见异常。

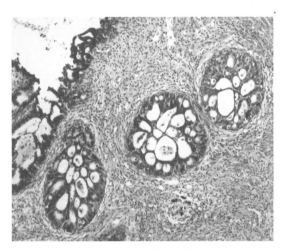

图 6-2　全子宫切除术后标本病理检查（HE×200）

病例分析

原位腺癌（adenocarcinoma in situ，AIS）是指局限于宫颈内膜上皮层及其隐窝内、病灶未穿透基底膜的腺癌，是宫颈腺癌唯一的癌前病变，平均诊断年龄为32～40岁。6.3%～17%的AIS为多灶性病变，呈跳跃性分布。50%～60%的AIS与宫颈鳞状上皮内病变共存，且近60%存在宫颈管深部病变。大多数AIS患者无明显临床症状，少数有异常阴道流血或排液。目前，及时诊断AIS较

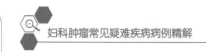

困难，而且研究也尚未证明保守治疗的患者规律监测、复查在预防 AIS 进展为浸润性癌中有效。及时诊断 AIS 较困难主要有以下原因：①宫颈腺上皮病变部位深，常隐匿于宫颈管内，导致取材不易。②腺上皮病变细胞表现多样，缺乏特异性，阴道镜下活检难以准确取材。③ 50% ～ 60% 的 AIS 与宫颈鳞状上皮内病变共存，掩盖了腺上皮病变。文献报道细胞学诊断 AIS 的灵敏度仅为 50% 左右，AIS 患者的宫颈细胞学检查可表现为任何类型的异常上皮细胞，最常见的是非典型鳞状上皮细胞（atypical squamous cellsof undetermined significance，ASC-US）和低级别鳞状上皮内病变（low-grade squamous intraepithelial lesion，LSIL）。与浸润性宫颈腺癌相同，AIS 与 HPV 感染密切相关，研究报道 93.9% ～ 100% 的 AIS 患者 HPV 阳性，最常见的类型是 HPV16、HPV18 和 HPV45，其中 HPV18 在 AIS 中的阳性率远高于鳞状上皮内病变，HPV18 与 AIS 和宫颈腺癌关系密切。

国内外指南均推荐所有做宫颈活检 AIS 的患者行诊断性锥切，以排除浸润性腺癌。AIS 锥切术式包括冷刀锥切术、LEEP 术和激光锥切术。目前尚无确切的证据表明术式会影响结局。不论采取何种锥切方式，都强调标本的完整性和切缘明确，避免标本碎片化。国内外指南均推荐锥切长度至少为 10 mm，对于无生育需求者锥切长度可延长至 18 ～ 20 mm，阴道镜检查不充分时可延长至 20 ～ 25 mm。AIS 锥切范围主要取决于病灶的长度和浸润深度，研究表明，78% 的 AIS 病灶源于转化区或紧邻转化区，78% 的 AIS 患者的宫颈管内病灶至宫颈管外口的距离小于 20 mm，且病变的深度与年龄有关。年龄 36 岁者，95% 的病灶位于鳞柱交界上方 10 mm 以内，平均5.6 mm；年龄 36 岁者病变可位于鳞状交界上方 20 ～ 25 mm，平均

10.5 mm。AIS 患者的宫颈锥切深度应综合考虑患者的年龄、转化区类型、生育需求和宫颈长度等。本案例中的患者 53 岁、Ⅰ型转化区、无生育需求，故实际锥切深度为 15 mm，虽然符合指南至少10 mm 的建议，但是考虑其年龄及无生育需求，理想锥切长度可延长至 18 ～ 20 mm。

AIS 的治疗首选全子宫切除。对于有生育需求的育龄期患者，在锥切满意且切缘阴性的前提下，可保留生育功能。锥切切缘阳性者，首选再次锥切以达到阴性切缘。对于切缘持续阳性且无法再次锥切者，可行全子宫切除或改良广泛子宫切除。2019 年美国宫颈和阴道镜病理协会（American Society for Cervical and Colposcopic Pathology，ASCCP）更新的子宫颈癌筛查和管理指南中说明 AIS 患者仅在有生育要求时可接受保守治疗。同时，对于围绝经期 / 绝经期的 AIS 患者，2019 年意大利阴道镜检查和宫颈阴道病理学会（Italian Society of Colposcopy and Cervico-vaginal Pathology，SICPCV）公布的子宫颈癌筛查和管理指南建议，只有让这类患者充分了解保守治疗有病灶残留、复发及浸润癌的风险时，才可考虑进行保守治疗。本例患者系绝经期女性，宫颈锥切术后病检诊断 AIS 明确，切缘阴性，首选全子宫切除，但患者坚决要求保留子宫，故充分解释病情后嘱患者定期随访。

在保守治疗的 AIS 患者的随访中，目前认为高危 HPV 检测是AIS 残留、复发和进展最重要的预测因素。研究表明保守治疗后第一次随访时高危 HPV 检测的灵敏度为 90%，特异度为 58%。近 4.3%保守治疗的 AIS 患者在经历 5 ～ 6 次随访复查后才检出 AIS 残留、复发或进展为浸润癌，因此保守治疗的 AIS 患者应接受至少 3 年的密切监测。该患者全子宫切除术后病检提示宫颈 AIS，但此前 2 次随

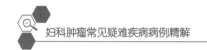

访 HPV 均为阴性，可能是 AIS 病灶位置隐匿，深入宫颈管内，同时 LEEP 术后引起的宫颈管粘连也会导致取材不便、取材深度不够。鉴于 AIS 深部病变、跳跃性病变的特点，保守治疗患者的监测有效性有限，临床上应严格把握 AIS 保守治疗的条件，对于接受了保守治疗的患者，要警惕随访时联合筛查假阴性，强调长期随访。

保留生育功能的 AIS 患者的随访内容包括细胞学联合 HPV 检测和宫颈管取样，3 年内每半年复查 1 次，3～5 年后每年复查 1 次。对于宫颈锥切术达到阴性切缘后保留生育功能的 AIS 患者，完成生育后是否需要切除子宫目前仍然存在争议，目前的研究结论尚不一致，国内外指南也没有明确提出切除子宫的建议。完成生育后可行全子宫切除，若 HPV 持续阴性，也可继续随访。全子宫切除术后的 AIS 患者需每年进行一次基于 HPV 检测的随访，连续 3 年，然后每 3 年随访一次，持续至少 25 年。

从本例患者的诊断及治疗过程中我们总结出以下经验：①宫颈癌前病变的诊断过程应严格遵循三阶梯诊断方法，强调宫颈活检的必要性。②所有 AIS 的患者都要行宫颈锥切，锥切术式可灵活选择，锥切深度至少 10 mm，且需要个体化延长锥切深度。③ AIS 有深部病变和跳跃性病变的特点，宫颈锥切切缘阴性的预测值有限，首选全子宫切除；保守治疗者须符合切缘阴性、有生育需求的条件并对病灶残留复发的风险充分知情。④高危 HPV 检测是 AIS 残留、复发的最佳预测因子，但保守治疗的患者仍需警惕联合筛查假阴性。

四川大学华西第二医院　敖孟银

病例点评

该例患者系绝经期女性，宫颈锥切术后病检诊断为宫颈原位腺癌，切缘阴性，首选全子宫切除是合理的。

宫颈原位腺癌的诊治关键在于排除浸润癌，因而行全子宫切除术前均须行宫颈锥切。此外，术前查肿瘤标记物、盆腔平扫＋增强MRI 和宫颈管搔刮也是排除浸润癌的重要手段。

四川大学华西第二医院　郄明蓉

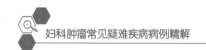

病例 7 妊娠合并子宫颈癌

病历摘要

患者 35 岁，再婚。停经 38^{+6} 周，发现宫颈病变 4 天。

【现病史】患者平素月经规律，末次月经为 2020 年 6 月 13 日，预产期为 2021 年 3 月 20 日。停经 30 天自测尿 hCG（＋），停经 7^{+1} 周在当地医院行 B 超检查确认宫内妊娠。11^{+5} 周于当地医院检查颈后透明带值（nuchal translucence，NT）正常，停经时间与孕周相符，无创 DNA 提示低风险。孕 60 天左右出现少量阴道流血，色鲜红，持续 2～3 天后自行缓解，未重视，未就诊；孕期跟随现任丈夫多地打工，产前检查不规律。孕 24^{+1} 周 B 超提示宫内单活胎；子宫实性占位，考虑子宫肌瘤可能。孕 29 周 B 超提示左附件区可见范围约 8 cm×6 cm 低回声团块，形态较规则，边界可见。CDFI 可见血流信号。孕中晚期偶有少量阴道流血，未重视及就诊，现停经 38^{+6} 周。

6 天前患者再次无诱因出现阴道流血，量少，无明显腹痛、腹胀、阴道流液等不适，于当地医院就诊，行阴道检查见宫颈菜花样组织，触血明显，可扪及宫颈包块。遂行宫颈活检术，术后病理提示子宫颈乳头状鳞状细胞癌。为求进一步诊治，故转诊至我院，拟"妊娠合并子宫颈癌"收治入院。

患者目前精神尚可，体力、食欲、睡眠正常，大小便无特殊改变，孕期体重增长 11 kg。

【既往史】否认肝炎、结核等传染病史，否认高血压、糖尿病、青光眼、哮喘等慢性病史，否认手术、外伤和输血史，否认药物过敏史，预防接种按当地计划进行。

【个人史】生于重庆市，居于本地，否认 14 天内新型冠状病毒肺炎中高风险区和境外旅居史，无确诊病例和疑似病例接触史，否认放射物、毒物接触史，无毒品接触史，无吸烟史、酗酒史，初中文化程度，无业。21 岁结婚，34 岁离异，同年再婚，与丈夫关系和睦，配偶健康状况良好。G5P2，于 2005 年、2008 年分别在当地医院足月顺产一 4000 g 活女婴（与前任丈夫），人工流产 2 次，术后无特殊。

【体格检查】

（1）一般查体：体温 36.5 ℃，脉搏 97 次 / 分，呼吸 20 次 / 分，血压 101/70 mmHg，身高 161 cm，体重 69 kg。孕前体重 58 kg、孕前 BMI 22.3 kg/m²。患者发育正常，营养中等，神志清楚，步入病房，自动体位，查体合作。全身皮肤黏膜无黄染，浅表淋巴结未扪及，头颅五官无畸形。结膜无苍白及充血水肿，巩膜无黄染，双侧瞳孔等大等圆，直径约 3 mm，对光反射灵敏。耳鼻无异常分泌物，双侧乳突无压痛，各鼻旁窦区无压痛。唇色尚红润，口腔黏膜无溃疡，牙龈无红肿，咽部无充血，扁桃体不大。颈软，对称，气管居中，甲状腺无肿大，颈静脉无充盈与怒张。胸廓对称无畸形，乳房丰满对称，乳头凸，双侧呼吸动度一致，双肺语颤音正常，叩诊呈清音，呼吸音清晰，未闻及干湿性啰音。心前区无隆起，未见异常搏动，未扪及震颤，心界不大，心率 97 次 / 分，律齐，各瓣膜听诊区未闻及杂音。腹部膨隆，全腹无压痛、反跳痛和肌紧张，肝脾肋下未扪及，肝区无疼痛，Murphy's 征阴性，肠鸣音正常。双肾区无叩痛。脊柱、四肢无畸形，活动自如，双下肢无水肿，膝反射、腱反射存在，Babinski 征、Brudzinski 征均为阴性。

（2）妇科检查：宫高 35 cm，腹围 105 cm，胎心 128 次 / 分，

笔记

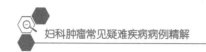

头先露，胎位 LOA，偶有宫缩。坐骨结节间径 8.0 cm，耻骨弓角度 ≥ 90 度。阴道检查：外阴（−）；阴道通畅，阴道前后壁膨出；宫颈外口见大量菜花样赘生物，充满阴道前后穹隆，质脆，易触血；子宫增大，宫旁触之不清。

【辅助检查】

（1）B超：单胎，双顶径 8.7 cm，头围 32.8 cm，腹围 34.2 cm，股骨长 7.6 cm，估测胎儿体重 3315 ± 484 g，胎盘位于子宫前壁，下缘距宫内口 > 7 cm，羊水指数：右上腹 4.9 cm，0 cm，右下腹 4.4 cm，左下腹 2.9 cm。脐带血流 S/D：200%。宫颈处见范围约 9.7 cm × 7.1 cm 混合回声，以囊性回声为主；另可见实性等回声，形态尚规则，边界尚清晰，其内未见明显血流信号，周边见点条状血流信号。超声提示：晚孕、单活胎。胎儿脐带绕颈 1 周。宫颈处实性占位，请结合临床。

（2）胎心监护无负荷试验（non-stress test，NST）：反应型。

（3）外院病理复片结果：鳞状细胞癌（宫颈），部分呈乳头状外生性生长模式。

（4）磁共振检查：子宫颈增粗，见软组织肿块影，大小约 4.0 cm × 4.8 cm，盆腔左侧见团块状混杂信号影，压脂混杂高信号，大小约 5.4 cm × 7.1 cm，边界清楚，病灶与左侧附件关系密切。诊断：①子宫颈占位，考虑子宫颈癌可能，请结合临床。②盆腔左侧占位性病变，考虑转移性肿瘤？卵巢癌？建议进一步检查。

（5）胸片：未见明显异常。

（6）肿瘤标志物：鳞状上皮癌抗原（SCC-Ag）9.20 ng/mL；CA12-5 为 25.60 U/mL。

（7）血常规：血红蛋白 109 g/L，余未见明显异常。

（8）凝血功能、肝肾功能、生化、空腹血糖、糖化血红蛋白、尿常规、甲状腺功能、输血前传染病检查等均未见明显异常。

（9）血型：A 型 RH 阳性。

【诊断】妊娠合并子宫颈鳞状细胞癌；孕 38^{+6} 周 G5P2，LOA 待产；妊娠期贫血（轻度）。

【治疗】患者入院后完善相关检查，与患者及家属充分沟通病情，行子宫体段剖宫产术，新生儿出生体重 3700 g，新生儿出生后 Apgar 评分为 10 分，外观未见明显异常。术中胎盘胎膜送病检。术中同时行子宫后壁结节活检 + 双侧卵巢活检 + 腹膜后包块活检 + 双侧卵巢悬吊术。术中探查发现：子宫后壁可见 2 个直径约 0.5 cm 白色凸起结节，双侧卵巢外观未见明显异常。左侧髂内外血管分叉处可扪及一包块，大小约 7 cm×6 cm×5 cm，位于腹膜后，形态不规则，活动差，表面下 1/3 处有明显血管搏动，与盆壁致密粘连。切除子宫表面凸起结节，于双侧卵巢表面取少量组织送冰冻病理检查。打开腹膜后，包块流出黄色黏性液体，包块呈鱼肉样，质脆，钳取少量组织送冰冻病理检查。术中冰冻病理结果提示：左侧卵巢、右侧卵巢考虑良性病变；子宫后壁结节考虑子宫平滑肌瘤；左侧盆腔包块考虑鳞状细胞癌。考虑左侧盆腔包块为子宫颈癌淋巴结转移病灶，分期为子宫颈鳞状细胞癌Ⅲ C1p 期，故行双侧卵巢悬吊术，于术后行放疗 + 化疗辅助治疗。术后病理提示：结合免疫组化，左盆腔包块符合鳞状细胞癌，结合患者病史考虑子宫颈癌转移。左侧卵巢、右侧卵巢组织活检未见癌组织。子宫后壁结节为平滑肌瘤。胎盘、胎膜、脐带未见明显癌组织。考虑患者产后子宫较大，若即刻行以铂为基础的同步放化疗（concurrent radiochemotherapy，CCRT）效果不佳，故术后第 5 天予以紫杉醇（135 ～ 175 mg/m^2）+ 卡铂 [AUC 5 ～

笔记

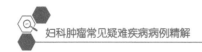

7 mg/（mL·min）]辅助化疗 1 个疗程。辅助化疗 2 个疗程后予以 CCRT，采用全盆腔外照射 45～50 Gy，同期每周输注顺铂 40 mg/m²（适当水化）。CCRT 结束后再次予以辅助化疗第 3 个疗程。结束后予左侧盆腔小导管置管，取少量左侧盆腔包块组织活检，病理提示未见明显肿瘤细胞。CCRT + 辅助化疗后复查 SCC-Ag：1.80 ng/mL。全腹 CT 提示：子宫颈增大，增强不均匀弱强化，左侧盆腔团块状低密度影，大小约 5.5 cm × 6.7 cm，边界清楚，增强扫描壁强化。诊断：①宫颈癌化疗后改变。②盆腔左侧囊性占位性病变，结合病史，考虑转移性肿瘤。

【随访】患者目前术后半年，现一般情况好，定期随访中。

病例分析

患者为青年女性，离异后再婚，与前任丈夫有 2 个孩子，与现任丈夫未生育，故该患者为第三次分娩。平素未定期体检，孕前未行检查。本次妊娠早期有少量阴道流血，自认为是先兆流产，未重视，未处理；孕期跟随丈夫辗转于多地打工，未规律进行产前检查，早孕期间未行宫颈癌筛查，故未能早期发现子宫颈癌。至孕晚期出现阴道少量流血，因患者前 2 次生产均为阴道分娩，自认为是先兆临产故于当地医院就诊。当地医院考虑患者为经产妇，故行阴道指检，发现宫颈质地异常后行阴道检查，遂发现患者子宫颈病变情况。

我院完善相关检查后启动院内多学科会诊（multiple disciplinary team，MDT）进行讨论，产科联合麻醉科、影像科、儿科、妇科等相关科室共同制订诊疗方案。因患者为经产妇，本次妊娠已足月，随时可能临产，应尽快终止妊娠。遂行剖宫产终止妊娠，切口选择为子宫体部，术中胎盘、胎膜送病理检查是否转移。胎儿出生后为高危新生儿，出生后严密观察。

患者行剖宫产术，术中同时探查子宫、双侧附件及左侧盆腔腹膜后包块，术中冰冻病理结果提示左侧盆腔包块为转移性肿瘤，故考虑患者为子宫颈鳞状细胞癌Ⅲ Clp 期，根据 FIGO 指南（2018）及美国国立综合癌症网络（National Comprehensive Cancer Network，NCCN）指南（2021），患者已失去手术治疗的最佳时机，遂术后行 CCRT＋辅助化疗，化疗方案为紫杉醇＋卡铂。化疗 3 个疗程后左侧盆腔再次取组织进行活检，未发现明显肿瘤细胞。目前患者 SCC-Ag 下降，CT 复查宫颈癌放化疗后改变，患者自觉无明显异常，定期随访。

本病例总结经验如下。

（1）妊娠合并子宫颈癌临床表现缺乏特异性，早期妊娠出现阴道出血易诊断为先兆流产，晚期妊娠阴道出血易诊断为先兆临产，且妊娠期女性未按照指南实施阴道检查会导致延误病情。故早、中期妊娠阴道窥器检查和宫颈细胞学检查是极其必要的，尤其是早期妊娠出现阴道出血的女性需更加严格进行宫颈筛查。根据孕前和孕期保健指南（2018），妊娠 6 ～ 13^{+6} 周首次产前检查时须常规进行妇科检查（孕前 3 个月未查者）及宫颈细胞学检查（孕前 12 个月未查者）。

（2）应在有条件和经验的医院进行多学科管理，包括产科、妇科（妇科肿瘤）、儿科、麻醉科、影像科、营养科、病理科等，治疗方案应个性化，应与患者及家属充分沟通，结合患者病情考虑是否保留胎儿，要取得患者及家属的知情同意。

（3）分娩时机：对于不要求维持妊娠者，治疗原则同非妊娠期子宫颈癌；对于要求维持妊娠者，孕 20 周以前的 Ⅰ A1 期可考虑延迟

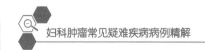

治疗；孕 20 周以前的 I A2 期及以上患者应立即终止妊娠并立即接受治疗；孕 28 周后诊断的妊娠合并子宫颈癌者可延迟至胎儿成熟再接受治疗；孕 20 ～ 28 周诊断的患者可根据患者及家属意愿选择延迟治疗或终止妊娠后立即治疗；I B2 期及以上患者建议行新辅助化疗以延迟病情进展。应密切观察患者病情，如肿瘤进展需及时终止妊娠。除 I A1 期外，延迟治疗者应在孕 34 周以前终止妊娠。此例患者选择终止妊娠。

（4）分娩方式：存在宫颈病变的患者原则上应行剖宫产术终止妊娠，切口应选择子宫体段，避免选择子宫下段切口，避免肿瘤发生转移，胎盘、胎膜送病理检查是否转移。

（5）母亲为妊娠合并子宫颈癌，新生儿为高危新生儿，有少量报道新生儿会有患同种或其他类型鳞状细胞癌的风险，新生儿出生时清理口腔应注意防止乳头瘤病毒污染，应使用清洁手套，出生后需严密观察。

中国人民解放军陆军特色医学中心（大坪医院）　黄畅晓　李力

📋 病例点评

现在宫颈癌发病有年轻化的趋势，患者预后与早期发现明显相关，需重视。很多患者妊娠期拒绝宫颈细胞学的筛查，错过了发现和治疗的机会。该患者孕 39+ 周住院，行体段剖宫产术，符合诊疗原则。一般对于不继续妊娠的患者，治疗方法和非妊娠期宫颈癌一样；对于继续妊娠的患者，如果妊娠早期，建议终止妊娠；对于妊娠中晚期患者，根据患者的意愿及充分评估后决定，妊娠中期可以考虑先辅助化疗，采用铂类化疗药物，如顺铂或卡铂；如无继续妊娠意愿，可行剖宫取胎术同时行根治性手术；妊娠晚期根据胎儿发育及存活情况采用个体化的治疗方案。如为ⅠB2、ⅡA1期，在进行剖宫产术的同时需行根治性手术，因子宫韧带在该时期都较为松弛，手术难度相对不大，出血也不会明显增加。该病例术中打开腹膜后，一方面转移包块出血较多，且粘连致密；另一方面也考虑该患者肿瘤分期为ⅢC1p，故包块切除不满意。如有机会切除淋巴结，尽量满意切除，否则会增加放疗的剂量，效果可能欠佳。妊娠期阴道镜检查是有必要开展的，尤其是妊娠早期，如有条件妊娠中期也可再次检查，提高筛查准确率。总之，针对肿瘤患者的诊疗建议是：按照指南、规范手术、含铂化疗、放化兼顾、免疫靶向、规律随访。

航空总医院　曹泽毅

中国人民解放军陆军特色医学中心（大坪医院）　郭建新　郑秀惠

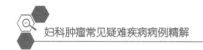

病例8　阴道残端上皮内瘤变（Ⅲ级）合并HPV16阳性

病历摘要

患者38岁，已婚，汉族，海南省文昌市昌洒镇人，发现HPV16持续感染6年余。

【现病史】患者于2013年5月30日体检发现宫颈上皮内病变Ⅲ级，2013年7月30日行经腹全子宫切除术，术后病理提示：宫颈上皮内病变Ⅲ级伴局部累及腺体。子宫内膜下平滑肌瘤。子宫内膜呈增生晚期–分泌早期改变。

2015年9月7日第1次复查：TCT阴性，HC2＞1，给予保妇康栓及重组人干扰素α-2b阴道泡腾胶囊治疗。

2016年9月26日第2次复查：HPV16（＋），进行阴道镜检查及活检，病理结果为阴道残端黏膜慢性炎症，继续给予保妇康栓及重组人干扰素α-2b阴道泡腾胶囊治疗。

2017年12月22日第3次复查：HPV16（＋），TCT为未明确意义的不典型鳞状细胞，阴道镜拟诊为高度阴道上皮内瘤变（vaginal intraepithelial neoplasia，VaIN）；活检病理结果：VaIN Ⅲ，且局灶间质中见小灶的异型上皮，小灶可疑浸润。患者拒绝住院进一步治疗，四处寻医问药。

2018年10月22日第4次复查：HPV16（＋）；TCT未见上皮内病变或恶性细胞（negative for intraepithelial lesion or malignancy，

NILM）；阴道镜拟诊：高度 VAIN；活检病理结果：阴道左侧壁 VaIN Ⅲ（图 8-1，图 8-2）。2018 年 11 月 18 日在广州某三甲医院行腔内超声抽吸（cavitron ultrasonic surgical aspirator，CUSA）术。

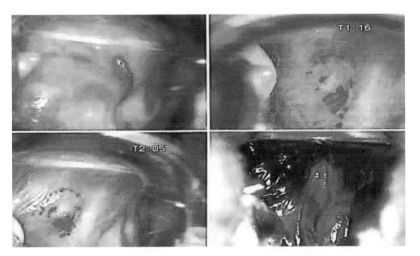

图 8-1　2018 年 10 月 22 日患者阴道镜检查拟诊：高度 VaIN

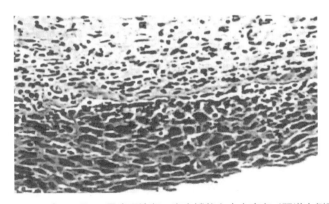

图 8-2　2018 年 10 月 22 日病理诊断：高度鳞状上皮内病变（阴道左侧壁）

2019 年 6 月 17 日第 5 次复查：HPV16（＋）；TCT：LSIL/ 不除外高度病变的不典型鳞状上皮细胞（atypical squamous cells,cannot rule out a high grade lesion，ASC-H）；阴道镜拟诊：高度 VaIN；活检病理结果（2019-07-02）：阴道残端 3 点低度 VaIN（图 8-3，图 8-4）。

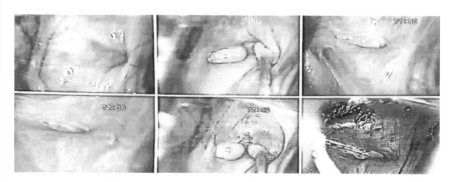

图 8-3　2019 年 6 月 17 日阴道镜拟诊：高度 VaIN

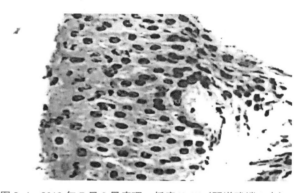

图 8-4　2019 年 7 月 2 日病理：低度 VaIN（阴道残端 3 点）

【既往史】1992 年发现有哮喘；过敏性鼻炎病史多年；颈椎病 2 年。否认家族及遗传病史。

【生育史】3-0-2-3，2009 年和 2010 年分别因孕 1 个多月行人工流产术。

【诊断】VaIN Ⅰ，HPV16 持续感染

【治疗】患者于 2019 年 7 月 8 日开始使用派特灵。在经历了清除病变组织、清除潜伏感染、宫颈细胞修复 3 个阶段，约 2.5 个月治疗后，于 2020 年 3 月复查：HPV 及 TCT 均为阴性，阴道镜拟诊：阴道残端未见异常（图 8-5，图 8-6）。

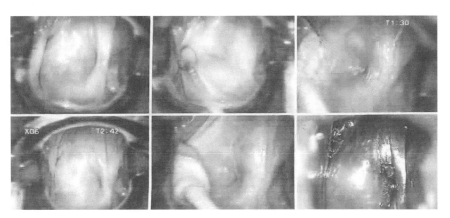

图 8-5 2020 年 3 月复查阴道镜拟诊：阴道残端未见异常

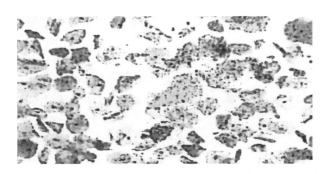

图 8-6 2020 年 3 月复查病理结果：未见上皮内瘤变或恶性细胞

【后续随访】随访至目前，病变无复发，HPV 阴性，阴道壁无瘢痕、无粘连。

病例分析

回顾患者长达近 7 年的诊疗经过及随访 2 年，患者患有持续性的 HPV16 感染及阴道上皮内病变，结合 2020 年国内阴道上皮内病变诊治专家共识，分析影响该患者转阴及阴道上皮内病变的高危因素如下。

（1）年龄：患者发病年龄多为 43 ～ 70 岁，高峰为 70 岁左右。

笔记

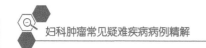

但是近年来有年轻化的趋势，如本例患者才 40 岁。而且年龄与阴道病变的程度呈正相关，所以绝经后患病风险增加。

（2）高危型人乳头瘤病毒持续感染：特别是感染 HPV16。据统计 HPV16 是阴道癌（55.4%）和阴道高度鳞状上皮内病变（high squamous intraepithelial lesion，HSIL）（65.8%）中最常见的类型。

（3）有宫颈癌或宫颈上皮内病变史：尤其是子宫切除术后的患者，阴道上皮内病变与宫颈上皮内病变的相关性高达 30% ～ 80%，以及阴道或宫颈放疗后、免疫功能异常、多性伴侣等都是高危因素。

治疗上，对于低复发风险的阴道上皮内病变可严密观察随访；对于高度病变的处理有药物、消融、手术等治疗方法。本病例采用了药物及 CUSA 术治疗仍未痊愈，HPV16 仍持续感染。鉴于该患者具有阴道壁病变复发的高风险因素，有必要进一步干预。据报道，中国科学院研发的中药派特灵，对 HPV16 阳性和 CIN 的转阴率、逆转率超过 80%。另外，有研究报道，派特灵对阴道壁低级别病变（VAIN I）具有明显的效果，使用派特灵后 3 个月、6 个月、9 个月及 12 个月后的病变转阴率分别为 76.7%、86.7%、90%、96.7%。并且，北京中医药大学的研究发现，派特灵对 Hela 细胞增生、迁移能力及 PI3K/AKT 信号转导通路有影响，可能通过抑制 Hela 细胞的增生和侵袭，起到抗肿瘤的作用。因此，向患者推荐了使用派特灵予以干预。

【病例讨论】以上是笔者分享的一个治疗长达 7 年、经历极其坎坷的病例，宫颈高级病变术后出现高级别阴道壁病变，继续手术治疗后仍出现反复现象，多次检查均显示 HPV16 型阳性。因此，究其根本 HPV16 持续感染是导致病程较长，反复发生下生殖道病变的根本原因。现就该病例结合循证依据做如下讨论。

（1）高危型 HPV 持续感染是导致下生殖道上皮内病变的主要

因素。其中 HPV16 型、HPV18 型感染率最高。因此，对于 HPV16、HPV18 型感染者应关注宫颈及生殖道病变的阴道镜进一步检查结果。

（2）阴道上皮内病变发病率低，但并不罕见。常见于高级别宫颈病变或宫颈癌子宫全切术后。临床于宫颈病变检出的同时，是否因忽视阴道壁的检查而导致阴道壁病变的漏诊值得进一步推敲。无论如何，对于宫颈病变及有相关病史的患者，关注其阴道壁病变情况对于良好的治疗结局有积极的意义。

（3）该患者伴有哮喘、过敏性鼻炎等疾病，该类疾病与免疫系统健康情况息息相关，可能为自体不易清除高危 HPV 感染，致其持续感染进而导致阴道壁病变的原因。因此，关注伴有免疫系统相关疾病的 HPV 感染者，并积极帮助该类患者寻找有效清除 HPV 的方法有更重要的意义。

（4）应关注子宫切除术后的长期随访。据统计，从子宫切除到形成阴道上皮内病变的平均潜伏期为 4 ～ 13 年。该患者最终能够治愈，赖于持之以恒的关注和随访。

（5）目前对于阴道壁病变的治疗方法有限，尤其对于高危 HPV 清除，西方医学并无行之有效的方法。该病例使用 CUSA 手术治疗阴道壁病变有较好的效果，但病变未愈。后续使用中药复方制剂派特灵进行干预清除了宫颈高级别病变术后阴道残端的持续 HPV 感染，逆转了阴道上皮内病变继续进展而使患者最终痊愈。该治疗方式或可成为 HPV 持续感染者进一步预防病变或肿瘤发生的有效方式，为阴道壁病变的治疗提供新的思路，但未来还需开展相关研究以进一步证实。

海南医学院第一附属医院　　吴丹梅

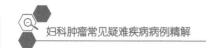

病例点评

　　以海南省人民医院为例，过去妇科门诊接诊妇科炎症患者约占 1/4，如今宫颈病变患者占比高达 1/4，说明 HPV 感染引起的相关病变需要得到妇产科同道的高度重视。随着患者数量增多，各种不同的需求也在增加。有些没有病变的患者内心焦虑，渴望早日清除病毒；有些病变级别较高的患者因为各种原因不愿意接受手术治疗。阴道上皮内瘤变大部分都合并宫颈病变，所以在处理宫颈病变时务必仔细排查阴道受累情况。阴道上皮内瘤变的处理比较棘手，且大部分是有创的，尤其是 HPV 持续感染导致的反复复发严重影响患者的身心健康和生活。这种情况下，有必要为患者提供一种更加有效的能够清除病毒的方法。很多研究以及长时间的临床验证表明，中药复方制剂派特灵在清除 HPV 病毒方面有着独特的优势，为临床上对该类型的患者制定完善的解决方案提供了更多的思路。

海南省人民医院　朱根海

　　我本人也很关注这类阴道壁病例，病变级别较高且临床治疗方法有限。首先，发现临床问题、解决临床问题是临床医生应该做的。吴主任积极寻找解决之法，并应用成功，值得赞许。随着国家的重视，以及子宫颈癌防治工作的开展和相关知识的普及，老百姓对子宫颈癌的筛查逐渐重视起来，临床发现 HPV 感染及相关病变患者越来越多，约达妇科门诊就诊患者的 1/5～1/4。派特灵中药复方制剂给临床带来了更多的期待，其对病毒清除、对病变剥脱且保护正常组织的效果，给临床提供了更多的选择。

四川大学华西第二医院　郄明蓉

病例9　宫颈高级别子宫内膜间质肉瘤

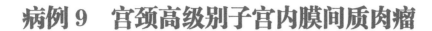

病历摘要

患者15岁，学生，未婚，无性生活史，因"阴道不规则出血1个月，阴道脱出物1周"于2021年2月22日至我科就诊。

【现病史】患者13岁月经来潮，平素月经规律，（6～7）天/27天，末次月经为2021年2月21日，量中等，无明显痛经。于1个月前（2021年1月）无明显诱因出现阴道不规则出血，量少，色鲜红，淋漓不尽，至当地乡卫生院行药物治疗，无明显好转。于2021年2月16日发现阴道脱出物，约大拇指大小，至当地妇幼保健院就诊，阴道脱出物送病理检查，结果示恶性软组织肿瘤可能，建议进行免疫组化检测。于2021年2月20日至我院门诊就诊，行病理会诊，妇科彩超提示阴道内异常回声，大小约35 mm×50 mm×57 mm，为囊实混合回声，结节性质待定：新生物（囊腺癌可能）？患者月经来潮，不伴腹痛、腹胀，无发热、咳嗽，无尿频、尿急、尿痛，无腹泻、便秘等不适。为求进一步检查治疗，以"阴道恶性肿瘤"收住入院。

【既往史】患者既往体健。否认高血压、糖尿病、冠心病、心脏病等病史。否认肝炎、结核等传染病史。预防接种史不详。否认手术史、外伤史、输血史。否认药物、食物过敏史。

【个人史】生于重庆市万州区，长期居住于重庆市，无疫区居住史，无冶游史，无吸烟、饮酒史，无放射物、毒物接触史。未婚，无性生活史，否认肿瘤家族病史及遗传病史。母亲否认孕期服药史。

【体格检查】

（1）一般查体：体温 36.5 ℃，脉搏 98 次 / 分，呼吸 20 次 / 分，血压 134/88 mmHg，身高 164 cm，体重 55 kg，体表面积 1.55 m²，KPS 90 分。心肺阴性，腹软，无压痛及反跳痛，未扪及包块，双下肢不肿。

（2）妇科检查：外阴：未婚未产型；肛诊：阴道扪及肿物约 5 cm，质软，边界不清；子宫稍小，盆腔未扪及异常。

【辅助检查】

（1）阴道脱出物病理检查（2021-02-18，当地妇幼保健院）：恶性软组织肿瘤可能，建议进行免疫组化检测。

（2）妇科彩超（2021-02-20，我院）：子宫大小正常。阴道内异常回声，性质待定：新生物（囊腺癌可能）？建议超声造影检查以进一步鉴别其性质。

（3）PET-CT（2021-02-23，我院）：①阴道内软组织影增多，大小约 3.1 cm × 1.5 cm × 3.7 cm，代谢增高，考虑肿瘤性病变可能，感染性病变不除外，请结合病理检查。②子宫内膜代谢增高，考虑生理性摄取。③左甲状腺良性结节；左肺下叶纤维条索灶。

（4）盆腔 MRI（2021-02-24，我院）：阴道内囊实性肿块影，大小约 2.8 cm × 2.6 cm × 3.8 cm，性质待定：考虑肿瘤性病变？感染性病变待排？请结合相关检查；双侧附件区囊性结节，考虑正常卵泡可能，随诊（图9-1）。

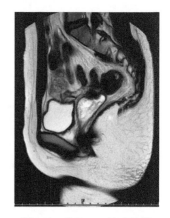

图 9-1　盆腔 MRI 检查结果

（5）我院会诊外院病理（图 9-2）检查结果（2021-02-29，我院）："阴道脱出物"肿瘤性病变，组织学形态及免疫组化提示，考虑子宫内膜间质肉瘤或伴平滑肌分化，恶性中胚叶混合瘤待排。免疫组化结果：ER（−），PR（−），ALK（−），CD138（−），CD30（−），CD31（弱＋），CD34（少部分＋），CD68（−），CK–pan（散在＋），Desmin（部分＋），EMA（弱＋），HMB–45（散在＋），Ki–67（65%＋），LCA（−），MyoD1（−），S–100（−），Vimentin（＋），CD10（强＋），MelanA（−），SOX10（−），Myo genin（−），Calde cmon（−），CD117（−），DOG1（−），SALL4（−），PLAP（−），InI–1（＋），ERG（−），SMA（−），CK19（−），MUC4（−），TLE1（−）。

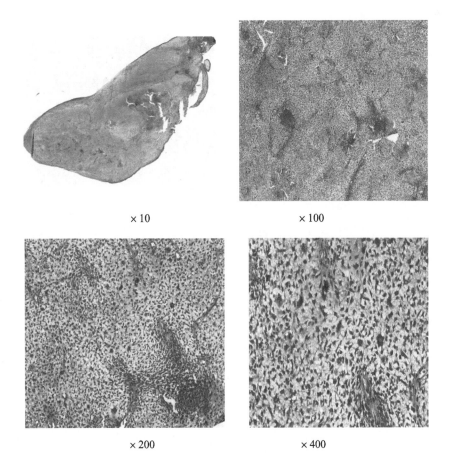

×10　　　　　　　　×100

×200　　　　　　　　×400

图 9-2　会诊外院病理

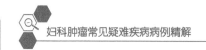

（6）肿瘤标志物（2021-02-23，我院）：CA12-5、SCC-Ag、CA19-9、CEA、AFP 等均在正常范围。

（7）心电图、血常规、肝肾功能、电解质、血糖等未见明显异常。

【诊断】阴道恶性肿瘤。

【治疗】入院经与患者及家属充分沟通知情，于 2021 年 3 月 1 日在麻醉下行妇科检查，证实阴道肿物来源于宫颈，并再次取宫颈肿物活检送病理。妇科肿瘤 MDT 专家组会诊意见为（2021-03-02）：① NGS + RNA 检测。②询问患者家族史及父母用药史。③充分沟通，等待我院免疫组化结果。④选择全子宫双附件切除术。活检病理回示：伴黏液变性的梭形细胞肿瘤（宫颈脱出物），部分显示上皮样细胞特征，结合免疫组化结果考虑为子宫内膜间质肉瘤，建议加做软组织肿瘤联合基因检测协助诊断。免疫组化结果：CK-pan（部分 +），CK7（−），CK18（部分 +），CK–L（35βH11）（−），CD10（+），ER（−），PR（−），Vimentin（+），SMA（局部 +），Calponin（−），MyoD1（−），Myo genin（−），Desmin（−），LCA（−），CD30（−），CD117（−），PLAP（−），CD68（−），CyclinD1（+），PAX-8（−），DOG1（−），Ki-67（约 60% +）。

除外手术禁忌及充分术前沟通后，患者于 2021 年 3 月 8 日在全麻下行腹腔镜广泛性子宫切除 + 盆腹腔淋巴结活检术 + 双附件切除，术中见肿物根蒂位于宫颈 10 点处。术中留取部分卵巢组织送快速冰冻病理检查无肿瘤累及，遂将双侧部分卵巢组织送至重庆市妇幼保健院冻存（图 9-3）。手术顺利，术后患者恢复好，术后病理回示：①（宫颈赘生物）血管扩张充血、出血，局部见坏死及炎细胞浸润，间质内见散在重度异型细胞，结合宫颈活检病理及免疫组化结果考虑为子宫内膜间质肉瘤，倾向高级别。②（次广泛子宫）增

笔记

生期子宫内膜；慢性宫颈炎伴潴留囊肿；左、右宫旁及阴道壁切缘净。③（左侧输卵管）左输卵管组织及系膜囊肿。④（右侧输卵管）右输卵管组织及系膜囊肿。⑤（左右卵巢组织）左卵巢囊性滤泡；右卵巢组织未见肿瘤累及。⑥区域淋巴结未见肿瘤转移（0/7）：左盆腔淋巴结未见肿瘤转移（0/4），右盆腔淋巴结未见肿瘤转移（0/3）。免疫组化结果：CD10（＋），ER（－），PR（－），CyclinD1（－），CD68（－），CD34（－），CK7（－），CK–pan（＋），Vimentin（＋），P16（＋），Desmin（＋），Ki–67（－），h–caldesmon（－）。肿瘤融合基因 RNA 检测：无阳性发现；肿瘤全外显子组基因检测：*TP53* 突变、*BRCA1* 胚系突变。结合术后病理及基因检测结果，诊断为宫颈高级别子宫内膜间质肉瘤 T3N0M0，病理罕见，恶性程度高，经沟通后，术后分别于 2021 年 3 月 25 日至 2021 年 3 月 27 日、2021 年 4 月 21 日至 2021 年 4 月 23 日、2021 年 5 月 15 日至 2021 年 5 月 17 日、2021 年 6 月 8 日至 2021 年 6 月 10 日给予脂质体阿霉素 40 mg ＋ IFO 2 g（D1 ～ D3）静脉化疗 4 个周期。

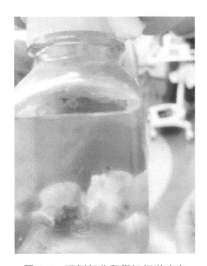

图 9-3　双侧部分卵巢组织送冻存

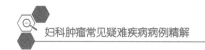
【随访】患者治疗结束后每 3 个月返院复查，定期随访 7 个月无异常。

病例分析

患者为青少年女性，未婚，无性生活史，以"阴道不规则出血、阴道脱出物"为主要临床表现，影像学检查（PET-CT 及盆腔 MRI）均提示阴道内肿物，排除子宫来源，入院时误诊为阴道恶性肿瘤，经过与患者及家属充分沟通，在麻醉下行妇科检查才明确肿物来源于宫颈，为明确诊断及制订最优手术方案提供了重要依据。

子宫内膜间质肉瘤（endometrial stromal sarcoma，ESS）最常见的部位发生在子宫体部，但也可发生于宫外部位，如骨盆、卵巢、外阴、阴道、腹膜后等。文献中原发性宫颈 ESS 病例极为少见，迄今为止，只有 6 例原发宫颈低级别子宫内膜间质肉瘤的文献报道，本病例为一例罕见的宫颈高级别子宫内膜间质肉瘤，文献报道极少，缺乏相关治疗经验，多参照子宫高级别内膜间质肉瘤的治疗方法，行全子宫双附件切除术，以排除子宫或卵巢原发疾病。目前，淋巴结切除的作用仍不明确。淋巴结转移者的预后较差，但并无证据显示淋巴结切除能改善患者的预后。高级别 ESS 的局灶和远处转移复发率高，术后辅助治疗有重要价值。到目前为止，盆腔外照射作为高级别 ESS 的辅助治疗已得到了广泛的应用，可减少术后盆腔复发，但不能提高患者的总生存率，这可能与盆腔外转移有关。辅助化疗的作用也有限，但由于高级别 ESS 具有远处转移的特点，辅助化疗仍是综合治疗的重要组成部分。常见的单药化疗药物有多柔比星、表柔比星、异环磷酰胺、达卡巴嗪、吉西他滨、艾瑞布林、曲贝替定等，联合化疗方案有吉西他滨 + 多西他赛、多柔比星 + 异环磷酰胺、多柔比星 + 达卡巴嗪、吉西他滨 + 达卡巴嗪等。考虑到该疾病恶性程度高，同患者与家属充分沟通知情后，术后给予多柔比星联合异环磷酰胺静脉化疗 4 个周期。

目前研究发现高级别 ESS 特异性分子遗传学改变类型包括：① YWHAENUTM2 基因融合。② *ZC3H7B-BCOR* 基因融合。③ *BCOR* 内部串联重复。而对该患者进行二代测序并未发现以上基因异常，该患者表现为 *TP53* 及 *BRCA1* 基因突变，目前 NCCN 指南推荐晚期卵巢高级别浆液性癌伴 *BRCA* 突变患者一线治疗后 CR 或 PR 者可行多腺苷二磷酸核糖聚合酶（PARP）抑制剂维持治疗，该患者治疗后是否可以给予 PARP 抑制剂维持治疗，目前尚无相关证据。

总之，高级别 ESS 罕见发病，因而尚缺乏大样本量的研究数据，其分子信号通路、发病机制和最佳的治疗策略等有待进一步深入研究。

重庆大学附属肿瘤医院　李林

📋 病例点评

本病例为一例发生在青少年女性的宫外高级别子宫内膜间质肉瘤，极其罕见，术前诊断困难，需依靠组织病理及免疫组化协助诊断，必要时可行软组织肉瘤基因检测进一步明确诊断。患者在麻醉下进行妇科检查明确了肿物来源，联合 MDT 讨论，为制订最优治疗方案提供了重要依据。

考虑该患者为青少年女性，冷冻卵巢给患者未来保留生育力带来了希望。对于妇科罕见肿瘤，NGS + RNA 检测为患者后续靶向治疗提供了依据。

重庆大学附属肿瘤医院　周琦

参考文献

[1] TANG Y, CHEN Y, TIAN L, et al. Vaginal low-grade endometrial stromal sarcoma: an extremely rare case report and review of the literature[J]. Int J Gynecol Pathol, 2020, 39（5）: 447-451.

[2] ZAZA K J, ARAFAH M A, AL-BADAWI I A. Vulvar extrauterine endometrial stromal sarcoma: a case report and literature review[J]. Hematol Oncol Stem Cell Ther, 2015, 8（3）: 125-129.

[3] BOARDMAN C H, WEBB M J, JEFFERIES J A. Low-grade endometrial stromal sarcoma of the endocervix after therapy for breast cancer[J]. Gynecol Oncol, 2000, 79（1）: 120-123.

[4] HASIAKOS D, PAPAKONSTANTINOU K, KONDI-PAPHITI A, et al. Low-grade endometrial stromal sarcoma of the endocervix. Report of a case and review of the literature[J]. Eur J Gynaecol Oncol, 2007, 28（6）: 483-486.

[5] LUO X Q. Primary endometrial stromal sarcoma of the cervix: a case report[J]. J Exp Pathol, 2007, 3: 376-377.

[6] LUO J, WANG P, LI P Y, et al. Primary endometrium stromal sarcoma of the cervix: case report[J]. Sichuan Cancer Prev Treat, 2001, 14（3）: 158.

[7] WANG H. Primary endometrial stromal sarcoma of the cervix with sexual cord differentiation: a case report and literature review[J]. Chin Pract Med, 2011, 6（13）: 213-214.

[8] YANG M P. Primary cervical endometrial stromal sarcoma: case report[J]. Med Innov China, 2011, 8（12）: 195-196.

[9]　BUCHHOLZ V，KIROFF G，TROCHSLER M，et al. An unexpected diagnosis of primary omental endometrial stromal sarcoma in a patient with acute right abdominal pain：a case report and review of literature[J]. Int J Surg Case Rep，2017，36：8-14.

[10]　DENSCHLAG D，THIEL F C，ACKERMANN S，et al. Sarcoma of the uterus. guideline of the DGGG（S2k-Level，AWMF Registry No. 015/074，August 2015）[J]. Geburtshilfe Frauenheilkd，2015，75（10）：1028-1042.

[11]　KOH W J，GREER B E，ABU-RUSTUM N R，et al. Uterine sarcoma，version 1. 2016：featured updates to the NCCN guidelines[J]. J Natl Compr Canc Netw，2015，13（11）：1321-1331.

[12]　SCIALLIS A P，BEDROSKE P P，SCHOOLMEESTER J K，et al. High-grade endometrial stromal sarcomas：a clinicopathologic study of a group of tumors with heterogenous morphologic and genetic features[J]. Am J Surg Pathol，2014，38（9）：1161-1172.

[13]　LEE C H，MARIÑO-ENRIQUEZ A，OU W，et al. The clinicopathologic features of YWHAE-FAM22 endometrial stromal sarcomas：a histologically high-grade and clinically aggressive tumor[J]. Am J Surg Pathol，2012，36（5）：641-653.

[14]　HOANG L N，ANEJA A，CONLON N，et al. Novel high-grade endometrial stromal sarcoma：a morphologic mimicker of myxoid leiomyosarcoma[J]. Am J Surg Pathol，2017，41（1）：12-24.

[15]　谢伟民，杨佳欣. 高级别子宫内膜间质肉瘤的研究进展 [J]. 中华妇产科杂志，2017，52（4）：286-288.

病例 10　宫颈 HPV45 阳性合并慢性炎症及灶性上皮低度病变

病历摘要

　　患者 50 岁，家庭主妇，1 年前因宫颈上皮内高度病变行宫颈全切术，术后给予一些方法干预，复查 HPV45 持续阳性。

　　【现病史】患者 2020 年 12 月复查示 HPV45 感染，TCT 炎症，阴道壁灶性上皮低度病变。

　　【月经史】患者 15 岁月经来潮，平素月经规律，(5～7)天/27 天，49 岁绝经。

　　【既往史】患者既往体健。否认高血压、糖尿病等病史。否认肝炎、结核等传染病病史。预防接种史不详。否认手术、外伤、输血史。否认药物、食物过敏史。

　　【个人史】生于河南，无疫区居住史，不吸烟、饮酒，无放射物接触史，否认肿瘤家族及遗传病史。

　　【体格检查】外阴发育正常，阴毛呈女性分布，已婚已产型；阴道通畅，阴道壁黏膜充血，有少许黄白色分泌物，无异味。

　　【辅助检查】阴道镜下病理显示（2020-12，当地某医院）：阴道壁灶性上皮低度病变。

　　【诊断】慢性炎症 (阴道残端)，阴道壁灶性上皮低度病变。

　　【治疗】于 2020 年 12 月 20 日使用中药制剂半枝莲针对阴道残端祛除病变组织/清除 HPV 感染，方法：用半枝莲原液 3 天，停

4 天为 1 周期（4 天用修润肽，每天 1 支）。治疗共 6 周期后，使用半枝莲 15 倍的稀释液阴道灌洗 30 天（使用半枝莲操作步骤：优生肽洗液清洁、消毒外阴部位，使用窥器充分暴露阴道残端，洗液冲洗阴道、残端部位。用数个蘸取半枝莲原液的松软棉签轻柔按压残端并停留 5 分钟，用 2～3 个蘸取半枝莲原液的棉签扫刷阴道侧壁。用带尾线棉条蘸取半枝莲原液，放入阴道残端部位，将鸭嘴状棉球顶端蘸取半枝莲原液放置残端处，2 小时后自行取出）。处理要点：操作时动作柔，窥器涂沙棘籽油、阴道残端黏液分泌物要清洁干净（棉签不反光）。患者停药 3 个月后复查，HPV 转阴，病灶消退。

【随访】患者治疗结束 3 个月后返院复查，2021 年 7 月 5 日首次复查 HPV 阴性，TCT 炎症，后定期随访无异常。

病例分析

患者因宫颈上皮内高度病变行宫颈全切术半年后复查示残端 HPV45 阳性，在完善三阶梯检查后，慢性炎症（阴道残端）及阴道壁灶性上皮低度病变。治疗上对于阴道残端上皮内病变需严密观察随访，考虑到患者年龄较大，使用多种方法治疗无效。病毒持续感染，阴道壁低度病变有进展的风险，通过和患者沟通，患者了解了 HPV 持续感染的危害。向患者推荐使用中药制剂半枝莲，介绍半枝莲作用机制，患者了解半枝莲优势后同意使用。推荐的依据如。

（1）半枝莲是由半枝莲、桃儿七、苦参、大青叶等多种中药制成，具有抗肿瘤、抗病原微生物，以及抗感染和清热解毒的作用。

（2）北京大学贾四友教授，宫廷御医之后，用 30 年潜心研制，于 2011 年通过天津市科技成果认证，2021 年通过国家科技成果认证，

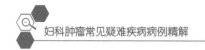

并已过四期临床观察。

基于以上观点，给患者推荐了半枝莲，患者在2020年12月2日开始使用半枝莲，在经历了清除病变组织、清除潜伏病毒、宫颈细胞修复三个阶段，患者于2021年7月复查结果显示液基细胞学检测和HPV检测都已转阴。在这期间，除了药物治疗外，心理治疗也给了患者很多信心。该患者来就诊时比较焦虑，不愿等待和随诊。考虑到临床现有的方法可能会有遗留病灶，手术对患者后期的生活质量会有不同程度的影响，经了解到中药制剂半枝莲能够剥脱病变组织，不损伤正常皮肤及黏膜，便给该患者推荐了这种方法，在患者充分知情同意后接受该治疗，复查的结果达到了预期，我也感到非常欣慰，今后可以尝试用于HPV持续感染及相关病变的更多治疗，半枝莲为我们临床多了一种选择

总结如下：

（1）需要重视锥切术后的人群的随访，更加需要重视高危人群的筛查。

（2）阴道残端鳞状上皮内瘤变，自行不能消退需要积极干预。

（3）治疗存在难点，需要治疗个性化，及定时的复查随访。

（4）半枝莲针对阴道残端上皮低度病变持续HPV感染治疗有效，为临床此类患者的治疗提供了一种新思路。

新郑市第一人民医院　　周红英

病例点评

对于HPV持续感染的人群我们临床要引起重视，尤其是锥切

术后或全切术后的人群，病毒仍然持续感染会对阴道壁上皮组织破坏，造成不同程度的上皮内病变，会危害女性的健康，且手术治疗会不同程度的影响女性的生活质量。不干预又有进展的风险，在临床有限的解决方案里，中药制剂半枝莲为临床提供了更多的思路。在患者充分知情同意且有信心接受该治疗方法时，可以尝试半枝莲用于 HPV 持续感染及相关 VAIN Ⅰ级病变的治疗。另外，对反复持续 HPV 感染的患者需要同时重视男性性伴侣的 HPV 治疗。

北京大学滨海医院　贾四友

笔记

病例 11 宫颈 HPV 高危、低危多亚型混合感染伴低度鳞状上皮内病变

病历摘要

患者 35 岁，无业，1 年前因外阴尖锐湿疣，激光治疗后复发。2021 年 5 月查 HPV 高危、低危亚型混合感染（HPV31、HPV33、HPV45、HPV51、HPV56、HPV6、HPV11 等），组织病理学检查示低度鳞状上皮内病变并鳞化。

【现病史】有少许白色分泌物，无异味，患者因外阴尖锐湿疣复发，查 HPV 阳性（HPV31、HPV33、HPV45、HPV51、HPV56、HPV6、HPV11 等），TCT 示 LSIL，患者针对疣体多次激光治疗，针对宫颈 HPV 感染未曾用药干预，完善组织病理学检查示低度鳞状上皮内病变并鳞化，免疫组化示 P16（局灶下 1/3 ＋），Ki-67（局灶下 1/3 ＋）。患者精神好，进食、睡眠可。2021 年 5 月 27 来河北张家口走亲戚，2021 年 6 月 1 日经亲戚带患者来我科就诊。

【月经史】患者平素月经规律 [（5 ～ 7）天 /27 天]。

【既往史】患者既往体健。否认高血压、糖尿病等病史。否认肝炎、结核等传染病史。预防接种史不详。否认手术、外伤、输血史。否认药物、食物过敏史。

【个人史】生于河南，长期居河南驻马店市，无疫区居住史，无吸烟、饮酒史，无放射物、接触史。无接触性出血，否认肿瘤家族病史及遗传病史。

【体格检查】外阴发育正常，阴毛呈女性分布，已婚已产型；阴道通畅，阴道壁光滑，有少许白色分泌物，无异味；宫颈中度糜烂，无举痛，无触血；子宫后位，肥大，活动，质中，无压痛；双侧附件区未触及异常，无压痛。

【辅助检查】当地中医院检查结果（2021-5-24）：TCT 示 LSIL，病理示宫颈低级别鳞状上皮内病变，免疫组化示 P16(局灶下 1/3 ＋)，Ki-67(局灶下下 1/3 ＋)。

【治疗】2021 年 10 月 1 日使用优生肽抑菌凝胶，每晚睡前推注 1 支 (月经期停用)，　隔日用优生肽抑菌洗液 20 倍稀释作为用药前灌洗，其有助于清除药物残渣和分泌物，利于药物更好地吸收，连续使用 3 个月。同时用药期间配合口服伽澜肽冲剂，每日 1 次，每次 1 包，以辅助提升免疫力。3 个月停药后，使用修润肽改善阴道环境，每晚 1 支，连续使用 20 天。结束后，2022 年 1 月当地医院复查示 HPV 亚型全部阴性，TCT 结果示良性反应性改变，阴道镜下检查病灶范围缩小。

【随访】患者治疗结束每 3 个月返院复查，HPV 阴性，定期随访半年尖锐湿疣无复发、HPV 阴性。

病例分析

患者因尖锐湿疣多次激光治疗后反复就诊，查 HPV 示多个亚型混合感染，TCT 为 LSIL，完善组织病理学检查示低度鳞状上皮内病变并鳞化，通过和患者沟通，患者了解 HPV 多亚型混合持续感染的危害，低危亚型持续感染导致尖锐湿疣反复，高危亚型（如 HPV31、HPV33、HPV45 等）持续感染有一定的致癌风险，经了解

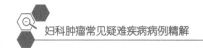

优生肽抑菌凝胶的作用优势，故向患者推荐使用。经过 3 个月治疗，停药 4 个月后复查，HPV 亚型转阴，病灶缩小。优生肽抑菌凝胶为临床 HPV 持续感染者提供了一种新的治疗方法。

张家口市第一人民医院　支雄莉

病例点评

针对 HPV 高危亚型持续感染、多重感染，同时伴宫颈低度鳞状上皮内病变的患者，尤其是阴道镜显示 I 型转化区的年轻患者，直接选择锥切手术（LEEP 或者冷刀）会有些过度治疗，但是不干预又有进展的风险，如何能尽早干预又不过度治疗是我们临床医生应该重视也是亟待解决的问题。该患者 HPV 高危、低危多个亚型混合感染，病例比较典型，支老师为患者指导使用优生肽抑菌凝胶，用药后效果显著，也给我们临床带来了更多的信心和希望！所以，这些患者在手术切除、物理治疗（激光、消融、冷冻等）之外，使用药物干预也可以作为优选之一。此外，去除病灶，清除 HPV，恢复阴道微生态，严密的随访和规范的阴道镜检查，这些都必不可少。

北京弘和妇产医院　陈春玲

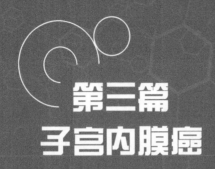

第三篇
子宫内膜癌

病例 12　子宫内膜癌 I 期

📋 病历摘要

患者 53 岁，瑞安人，已婚，育 2-0-2-2，顺产。因"月经不规则 2 年，阴道不规则流血 30 天"入院。

【现病史】患者平素月经规律，周期为 28～30 天，经期为 5～7 天，偶有痛经，疼痛不剧烈。近 2 年无明显诱因出现月经周期不规则，30～90 天不等，经期为 7～10 天，量多 3 天，前次月经 2021 年 1 月 6 日，末次月经 2021 年 3 月 8 日。30 天前患者无明显诱因出现月经后阴道流血淋漓不尽，偶有下腹痛，间歇性，疼痛不剧烈，未向他处放射，无发热，无头晕、乏力。14 天前就诊于我院，阴道

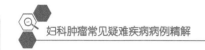

B超提示宫腔占位，血供丰富；CA12-5轻度升高，建议行宫腔镜检查。于2021年3月26日在我院行宫腔镜检查，术中在宫腔左侧壁见一大小约2.5 cm×2.0 cm的赘生物凸向宫腔，表面血管充盈、怒张，遂行宫腔镜下子宫病损电切活检术，术后常规病理回报示：（子宫内膜赘生物）低分化癌，考虑以鳞状细胞癌成分为主，建议进一步手术治疗。患者现有少许阴道流血，色红，无下腹痛，无发热，无乏力、纳差，无明显消瘦，门诊于2021年4月6日拟"子宫内膜癌"收入院。

【既往史】20余年前曾在外院行双侧输卵管结扎术，11天前于我院行宫腔镜下子宫病损电切活检术。有乙肝小三阳病史20余年，监测肝功能在正常范围内。否认高血压、糖尿病等病史，否认结核、梅毒等其他传染病史，否认输血史，否认食物、药物过敏史，否认其他手术外伤史。免疫已按计划接种。

【体格检查】

（1）一般查体：体温36.1 ℃，脉搏75次/分，呼吸18次/分，血压118/70 mmHg，神志清，精神可，皮肤巩膜无黄染，全身浅表淋巴结未触及肿大，心率75次/分，律齐，双肺呼吸音清，未闻及干湿啰音，腹平软，无压痛、反跳痛，腹部见一长约3 cm陈旧性手术瘢痕。

（2）妇科检查：外阴阴性，阴道畅，内见少许淡血性液体，宫颈轻度柱状上皮移位，子宫前位，正常大小，无压痛，双侧附件未扪及包块，无压痛。

【辅助检查】

（1）阴道B超（2021-03-23，本院）：宫腔内及肌层低回声团（建议进一步检查），盆腔积液。子宫后位，大小约54 mm×47 mm×

50 mm，内膜显示不清晰，宫腔内见一低回声团，大小约 27 mm×13 mm×22 mm，边界不清，内部回声欠均匀，CDFI 示其内可见血流信号，呈动脉样频谱。前壁肌层靠近内膜处另见一低回声团，大小约 10 mm×10 mm，边界模糊，内部回声不均匀，与内膜线分界不清晰，CDFI 示其内血供丰富。

（2）肿瘤标记物（2021-03-24，本院）：CA12-5：36.27 U/mL。其余肿瘤标记物数值均在正常范围内。

（3）病理（2021-03-29，本院）：低分化癌（子宫内膜息肉），考虑以鳞状细胞癌成分为主。

（4）MRI（2021-04-06，本院）：子宫大小形态正常，宫腔内膜厚度正常，矢状面 T_2WI 示子宫三层结构信号正常；宫颈大小、形态及信号正常，双侧卵巢形态正常，T_2WI 呈高信号；子宫直肠窝内可见少量异常增多的长 T_1 长 T_2 液性信号影；盆壁结构正常，盆腔内未见肿大淋巴结。

（5）腹部及盆腔 CT（2021-04-06，本院）：肝脏大小、形态正常，肝内密度弥漫性降低，未见局灶性密度异常，肝内血管走行正常，肝内外胆管无扩张，胆囊不大，未见明显占位。脾增大，约 9 个肋间单位，形态、密度正常。胰腺大小、形态及密度正常。右肾点状致密影，左侧肾脏及双侧输尿管走行区未见明显异常。膀胱充盈良好，壁光滑无增厚。子宫大小、形态正常，双侧输卵管银夹在位，右侧附件区可见一类圆形稍低密度影，增强后未见明显强化，左侧附件区未见明显占位。腹腔内肠道结构未见明显大的肿块影。腹膜后及盆腔内未见明显肿大淋巴结。

【诊断】子宫内膜癌 I 期。

【治疗】于 2021 年 4 月 8 日行腹腔镜下全子宫切除术＋双侧附

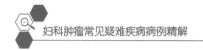

件切除术＋盆腔淋巴结清扫术＋腹主动脉旁淋巴结切除术＋盆腔粘连松解术。

【术后病理】常规病理报告（2021-04-16，本院）：①标本类型：全子宫＋双附件切除标本。②肿瘤位置：子宫内膜。③病变大小：镜下见2处病灶，大小分别为0.25 cm×0.2 cm及0.2 cm×0.2 cm。④组织学类型：高级别腺癌，根据免疫组化不能明确分型。⑤肌层浸润：浅肌层，浸润深度约0.1 cm，＜1/2子宫肌壁。⑥脉管侵犯未见肯定；神经侵犯（－）；左宫旁（－）；右宫旁（－）；左输卵管（－）；右输卵管（－）；左卵巢（－）；右卵巢（－），囊状黄体。⑦宫颈：慢性宫颈炎，未见癌累及。⑧免疫病理：错配修复蛋白检测未见缺失；MLH1（＋）；MSH2（＋）；MSH6（＋）；PMS2（＋）。⑨瘤细胞：ER（＋）；PR（部分＋）；Vim（灶＋）；CK（广＋）；CK7（少数＋）；P53（弥漫强＋，突变型）；P16（少数＋）；CA12-5（＋）；Ki-67（约70%＋）；左侧盆腔淋巴结见癌转移（1/5）；右侧盆腔淋巴结未见癌转移（0/15）；左侧腹主动脉淋巴结未见癌转移（0/6）；右侧腹主动脉淋巴结未见癌转移（0/6）；左侧髂总淋巴结见纤维、脂肪及血管组织；右侧髂总淋巴结未见癌转移（0/6）；骶前淋巴结未见癌转移（0/6）。

【修正诊断】子宫内膜癌ⅢC1期。

【随访】术后辅助化疗联合放疗。妇科门诊终身随访。3年内每3个月复查1次，4～5年内每6个月复查1次，第6年开始每年复查1次。

病例分析

本例患者系围绝经期女性，因"月经不规则2年，阴道不规则流血 30 天"就诊，查体除了阴道有少许血性液体，未见其他异常体征。B 超提示宫腔占位，血供丰富，后经宫腔镜检查获取病理组织，报告提示子宫内膜低分化癌，考虑以鳞状细胞癌成分为主，CA12-5 为 36.27 U/mL，轻度升高。结合患者病史、症状、体征及辅助检查，入院诊断为"子宫内膜癌"。入院后进一步完善相关辅助检查，包括血常规、肝肾功能、生化检查、超声检查及影像学检查。根据盆腔增强 MRI 及胸部 / 腹部 / 盆腔增强 CT，均未见有其他转移病灶，故术前诊断为"子宫内膜癌 I 期"。

（1）根据 NCCN 指南，子宫内膜样腺癌的初始治疗为：①肿瘤局限于子宫体者，行全子宫 + 双附件切除 + 手术分期，推荐腹腔镜下手术。②怀疑或有肉眼可见子宫颈受侵者，行子宫颈活检或盆腔 MRI 检查，若结果阴性，手术方式与肿瘤局限于子宫体时相同；若结果阳性，适合手术者可选择筋膜外全子宫切除或根治性子宫切除 + 双附件切除 + 手术分期。③怀疑肿瘤扩散到子宫外者，有临床指征者行 CA12-5 和影像学检查。适合手术且没有子宫外病变证据者，手术方式与肿瘤局限于子宫体时相同；病变已超出子宫但局限于盆腹腔内者，行子宫 + 双附件切除 + 手术分期 / 减瘤术，手术目标是尽可能达到没有肉眼可测量病灶。当然所有期别的患者，如果有手术禁忌证，可考虑行放疗和或全身治疗。本例患者我们术前诊断为子宫内膜癌 I 期，所以我们按照指南做了腹腔镜下全子宫切除术 + 双侧附件切除术 + 盆腔淋巴结清扫术 + 腹主动脉旁淋巴结切除术，术后病理报告提示左侧盆腔有一枚淋巴结转移，因此术后修正诊断为子宫内膜癌Ⅲ C1 期。

（2）完成初始手术分期后的后续治疗：① I 期患者的术后治疗需结合患者有无高危因素、浸润肌层深度和组织学分级。有高危因

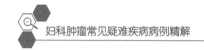

素者复发率升高，越多高危因素复发率越高。潜在高危因素包括年龄≥60岁、深肌层浸润和LVSI，这是补充放疗或全身治疗的指征。②Ⅱ期患者的手术方式是采用筋膜外全子宫切除还是根治性子宫切除术一直有争议。手术的目标是切缘阴性。2021版NCCN指南更新推荐，只要是Ⅱ期患者术后均首选盆腔外照射放疗。这一更新将使得我们更多地选择筋膜外子宫切除术，因为对于子宫内膜癌而言，筋膜外子宫切除术可使绝大多数患者达到切缘阴性的目标。既然术后都需补充放疗，那么缩小手术范围有利于患者的康复和减少手术并发症的发生。③对于Ⅲ／Ⅳ期患者术后补充治疗需个体化，多数推荐化疗＋放疗（尤其是ⅢC期患者首选化疗联合放疗），术后放疗可减少局部复发，化疗可减少远处转移。本例患者术后病理报告提示左侧盆腔有一枚淋巴结转移，故修正诊断为子宫内膜癌ⅢC1期。另外，该患者免疫组化提示错配修复蛋白检测未见缺失，MLH1（＋）；MSH2（＋）；MSH6（＋）；PMS2（＋）。P53（弥漫强＋，突变型），考虑P53突变型，系分子分型中的高拷贝型，该型患者预后差，淋巴结转移率高达23.7%～27.7%，不适合免疫治疗和PARPi治疗，因此我们积极地选择了化疗联合放疗的术后辅助治疗方案。

（3）初始治疗结束后的随访：治疗后前2～3年每3～6个月随访1次，以后每6个月随访1次直至第5年，后每年随访1次。随访内容包括：体检、告知患者一些可能的复发症状；初治时CA12-5有升高者随访时需复查；根据临床指征选择影像学检查。

（4）关于前哨淋巴结活检原则：对于术前影像学检查或术中探查均未见子宫外转移病灶的病变局限于子宫的患者，可考虑行前哨淋巴结活检术进行手术分期。前哨淋巴结分期术另一个潜在临床价值在于前哨淋巴结中少量肿瘤细胞淋巴结转移只能通过强化的病理超分期技术检出。前哨淋巴结需进行超分期以检测较小肿瘤转移灶；孤立肿瘤细胞分期为 N0（i+），虽不会提高分期，但影响辅助治疗决策。我科已开展了前哨淋巴结活检技术，使用的示踪剂有亚甲蓝、吲哚菁绿和卡纳琳 3 种。这例患者当时没有进行前哨淋巴结活检，非常遗憾，以后我们将对合适的病例全面开展前哨淋巴结活检。

温州医科大学附属第二医院　颜林志

病例点评

该患者为围绝经期女性，因"异常子宫出血"行宫腔镜检查，镜下发现宫腔赘生物，组织活检提示为低分化癌，故子宫内膜癌诊断明确。宫腔镜后的影像学评估：MRI 未见明显的内膜病灶及子宫外病灶，全腹 CT 显示腹膜后及盆腔内未见明显肿大淋巴结。故术前诊断考虑为子宫内膜癌 I 期。手术指征明确。

全子宫＋双侧附件切除＋淋巴结评估是病灶局限于子宫者的最基本的手术方式。即使病灶仅局限于浅肌层（ⅠA 期），淋巴结切除术也是分期手术的重要部分，可以判断预后，为后续治疗提供依据。淋巴结评估包括盆腔淋巴结和主动脉旁淋巴结。由于该患者术前病理提示为低分化癌，具体类型不明，故在处理时倾向于特殊类型的子宫内膜癌，故行腹腔镜下全子宫切除术＋双侧附件切除术＋盆腔淋巴结切除术＋腹主动脉旁淋巴结切除术。

温州医科大学附属第二医院　屈王蕾　胡越

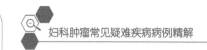
病例 13 原发性子宫内膜卵黄囊瘤

病历摘要

患者 65 岁，退休工人，以"绝经后不规则阴道流血 1 个月"入我院，已婚，G3P1，顺产生育 1 子，人流 2 次。初潮 13 岁，53 岁绝经，既往经量正常，无痛经，经期规律。

【既往史】既往体健，无肿瘤家族遗传病史。否认高血压、糖尿病、心脏病等病史，否认肝炎、结核等传染病史，否认手术史、外伤史、输血史，否认食物、药物过敏史。

【个人史】生于重庆市，长期居住于重庆市，无疫区居住史，无饮酒、吸烟史，无放射物、毒物接触史。

【体格检查】外阴已婚已产型，未见新生物；阴道光滑，通畅；宫颈原形可见，无触血；宫体常大，前位，活动，无明显压痛；双侧宫旁弹性可，无明显增厚；双附件未扪及包块；直肠黏膜光滑。

【辅助检查】①肿瘤标志物：AFP：2132.13 mg/mL，CA12-5：22.40 U/mL，CA72-4：16.18 U/mL，CA19-9：10.39 U/mL，SCC-Ag：1.10 g/mL，CEA ＜ 0.50 g/mL，神经元特异性烯醇化酶：4.17 g/mL，hCG 0.71 IU/mL，其中 AFP 明显升高。②宫颈 TCT、全身浅表淋巴结彩超、胃镜、肠镜、胸部 CT 均正常。③妇科彩超：子宫增大，宫腔内见大小约 39 mm×35 mm×28 mm 的异常回声，丰富血流信号。④腹部 CT：肝脏大小正常，肝内未见异常密度及强化，肝内外胆管未见扩张，胆囊壁不厚，腔内未见异常密度。⑤盆腹腔 MRI（图 13-1）：宫腔内见团片影，T_1WI 呈等信号影，T_2WI 呈稍高信号影，

笔记

大小约3.6 cm×2.8 cm×2.5 cm,邻近结合带中断,向邻近肌层内生长,盆腹腔未见明显肿大淋巴结。

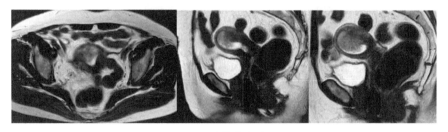

图 13-1 术前盆腹腔 MRI

【诊断】原发性子宫内膜卵黄囊瘤Ⅱ期。

【治疗】2020年1月7日行宫腔镜检查+电切术,见宫腔内子宫后壁一赘生物,大小为4 cm,灰白色,质脆,有触血,双输卵管开口清晰可见,子宫内膜不厚,行赘生物电切活检示:(宫腔)变性坏死组织内见异型细胞巢,倾向卵黄囊瘤。免疫组化: Vimentin(−),ER(−),PR(−),WT-1(−),P53(−),P16(+),P63(−),P40(−),CD10(灶状+),CyclinD1(−),CK-pan(+),Ki-67(＜25%+),LCA(−),MPO(弱+),Syn(−),CD56(−),SALL4(+),CD30(−),AFP(+),Glypican-3(+),Oct-4(−)。

2020年1月11日行经腹全子宫+双输卵管卵巢+大网膜切除+盆腔淋巴结清扫+腹主动脉旁淋巴结切除术。腹腔内无腹水,肝脾膈顶未扪及异常,胃肠无异常,阑尾无异常,双附件无异常,子宫稍大,腹主动脉旁淋巴结、盆腔淋巴结未扪及肿大。术后剖视子宫(图 13-2):子宫底部有灰白和淡黄色病灶,质软,大小约4 cm×3 cm×3 cm,侵及肌层＜1/2。术后病检(图 13-3):①(全子宫、双附件)子宫内膜卵黄囊瘤,肿瘤大小约2.5 cm×2 cm×2 cm,浸润肌层＜1/2,累及宫颈间质,未见神经侵犯及脉管癌栓;子宫肌

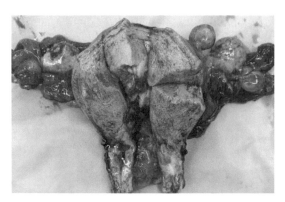

图 13-2　术后大体标本

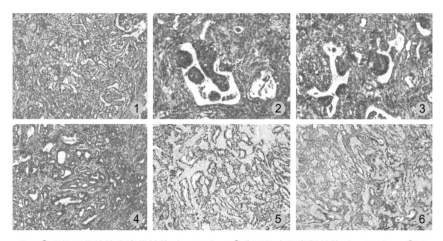

注：①疏松网状结构和囊状结构（×100）；②典型的内胚窦样结构（×200）；③不典型的内胚窦样结构（×200）；④套状结构（×100）；⑤SALL4（＋）（×100）；⑥AFP（＋）（×100）。

图 13-3　术后病理切片

壁间多发性平滑肌瘤，宫颈慢性炎伴鳞化，双侧卵巢、输卵管组织未见肿瘤累及。②（大网膜）未见肿瘤累及。③区域淋巴结未见癌转移（0/26）：左盆腔淋巴结未见癌转移（0/11），右盆腔淋巴结未见癌转移（0/9），腹主动脉旁淋巴结未见癌转移（0/6）。腹腔冲洗液未见癌细胞。免疫组化结果：CD30（－），CD15（＋），OCT4（－），AFP（＋），CD117（＋），D2-40（－），Glypican-3

（灶＋），SALL4（＋），ER（−），PR（−），P53（−），Ki-67（30%＋），Vimentin（＋），CEA（部分＋），P16（部分＋），MLH1（＋），PMS2（＋），MSH2（＋），MSH6（＋），WT1（−），PAX-8（−），CK7（部分＋）。基因检测：肿瘤突变负荷 TMB 为 1.79 Muts/Mb，微卫星稳定，BRCA1/2、EGFR 未见突变。

2020 年 1 月 20 日至 5 月 17 日行 BEP 方案静脉化疗 6 次（每周期约 21 天）：博来霉素 15 mg（D1、D3、D5）＋依托泊苷 130 mg（D1 ～ D5）＋顺铂 35 mg（D1 ～ D5）。AFP 于 2020 年 2 月 8 日在第 2 次化疗前下降至正常。于 2020 年 3 月 4 日至 4 月 17 日行盆腔调强放疗，范围：阴道残端、阴道旁、盆腔淋巴结引流区，剂量 45 Gy/25 F。

【随访】目前已治疗结束 16 个月，患者每隔 3 个月规律复查 APF 和影像学检查均无异常。2021 年 9 月 10 日复查 AFP 为 1.13 μg/L，全身浅表淋巴结彩超、胸部 CT 均正常。盆腹腔 MRI 示阴道残端未见肿物，盆腹腔未见明显肿大淋巴结。

病例分析

1. 临床表现和辅助检查

卵黄囊瘤是可产生 AFP 的恶性生殖细胞肿瘤，来源于胚外结构卵黄囊，又称内胚窦瘤，通常起源于性腺。在女性患者中，性腺外来源的卵黄囊瘤占 20%，包括纵隔、松果体、骶骨、生殖系统（如外阴、阴道、宫颈、子宫内膜）。原发性子宫内膜卵黄囊瘤是一种罕见的子宫内膜癌类型，发病率低，生长迅速，易转移，预后差，目前国内尚无统计数据，鲜有个案报道。发病年龄在 17 ～ 87 岁

（平均 62 岁），常为单侧卵巢受累，肿瘤大小为 6 ～ 26 cm（平均 15 cm）。临床表现有异常阴道流血、月经紊乱、腹痛、腹部包块、血尿，影像学表现为宫腔内肿物，与其他类型子宫内膜癌相比无明显影像学特征，肿瘤标志物特征为 AFP 显著升高，目前文献报道通常大于 1000 U/mL，转移途径与其他类型子宫内膜癌类似。本例患者发病年龄为 58 岁，临床表现为绝经后阴道流血，肿瘤原发于宫腔，呈灰白和淡黄色，质软，双侧卵巢和输卵管仔细取材未见肿瘤累及。化疗敏感，初治时 AFP 为 2132 U/mL，术后第 1 次化疗后降至 159 U/mL，第 2 次化疗后降至正常。

2. 病理诊断

卵黄囊瘤是高度恶性的生殖细胞肿瘤，多发生于性腺，约 20% 的卵黄囊瘤发生于性腺外。其中原发性子宫内膜卵黄囊瘤罕见，组织发生和细胞来源不明，目前有 4 种假设：①原始生殖细胞在胚胎发育过程中停留于子宫内膜基底膜。②卵巢卵黄囊瘤的隐匿性转移。③不全流产后残留于子宫的胚胎组织。④体细胞的异常分化。卵黄囊瘤的病理切片可表现为疏松网状结构、S-D 小体、透明小体、腺样结构、乳头状结构、囊状结构等，其中 S-D 小体是指瘤细胞排列成单层或复层，围绕血管，形成血管周围内胚窦样结构或套状结构，是卵黄囊瘤的典型特征（图 13-3）。需与原发于子宫的肿瘤进行鉴别，如透明细胞腺癌、低分化腺癌、黏液腺癌、未成熟畸胎瘤、胚胎性癌、绒毛膜癌等，在诊断过程中，这些肿瘤均缺乏卵黄囊瘤特征性的 S-D 小体；免疫组化有卵黄囊瘤特异的 AFP 表达和血清 AFP 明显升高也有助于鉴别诊断。本例患者病理切片可见典型的 S-D 小体，AFP（＋），因此诊断为子宫内膜卵黄囊瘤。

3. 治疗

原发性子宫内膜卵黄囊瘤病例的报道极少，截至 2018 年国内外文献报道仅有 31 例，治疗尚无统一的指南。已报道的 31 例病例均进行了手术治疗，手术范围包括全子宫、双附件、大网膜、盆腔淋巴结和腹主动脉旁淋巴结，并在术后进行了辅助化疗或放疗。化疗方案的选择无统一标准。有研究报道，在原发于卵巢的卵黄囊瘤中，以铂类化疗药物为基础的化疗方案明显优于不含铂类化疗药物的化疗方案。子宫内膜原发卵黄囊瘤患者不少处于生育年龄，有文献报道了保留卵巢的尝试，但为个案。其中，Rossi 等报道了 1 例 30 岁患者行子宫全切术，保留双附件，未行盆腹腔淋巴结清扫，术后行 3 次 BEP 方案（博来霉素＋依托泊苷＋顺铂）化疗，随访 6 年未见复发。Wang 等报道了 1 例 29 岁患者，保留右侧卵巢，术后行卡铂＋博来霉素化疗 4 次，随访 39 个月未见复发。年轻患者是否能保留卵巢，以提高生活质量，是值得深入思考的问题；大网膜是否应切除也有待进一步研究。卵黄囊瘤可产生 AFP，在治疗和随访中，AFP 可作为评估疗效、预后、复发和转移的标志物。原发性子宫内膜卵黄囊瘤预后尚不明确，在已报道的病例中，中位生存期为 28（8 ～ 72）个月。Ravishankar 报道了从 1988 年至 2016 年随访的 13 例原发性子宫内膜卵黄囊瘤患者，5 例于诊断后 14 ～ 23 个月死亡，6 例带瘤生存 7 ～ 36 个月，2 例无症状者生存 5 ～ 87 个月。患者预后差可能与诊断时分期晚有关，75% 的病例初诊时为 Ⅲ ～ Ⅳ 期。手术和铂类为基础的化疗且仍是主要治疗方案，但效果并不确切；手术范围、化疗方案和放疗的地位仍有争议。化疗方案推荐以铂类为主的联合化疗，可参考 BEP 方案：博来霉素 15 mg（D1、D3、D5）＋依托泊苷 75 mg/m² （D1 ～ D5）＋顺铂 20 mg/m² （D1 ～ D5），周期为 21 ～ 28 天。

有条件的医院可考虑行盆腔放疗，卵黄囊瘤对放疗敏感，放疗可能延长生存期，但前提是手术已彻底减瘤；盆腔放疗对晚期或复发的病例疗效也并不满意，且盆腔放疗易出现放射性肠炎、肠梗阻、肠穿孔等并发症。原发性子宫内膜卵黄囊瘤是一种特殊的子宫恶性肿瘤，发病罕见，单纯依靠病理易误诊，需熟悉其临床表现和辅助检查的特点，AFP明显升高是其显著特点，建议附件和子宫来源的肿瘤常规检查 AFP，AFP 明显升高可提示本病并提醒医者去排除与 AFP 升高有关的其他疾病，如原发性肝癌、急性肝炎、肝硬化、睾丸癌、胰腺癌、胃癌、肠癌、肺癌。原发性子宫内膜卵黄囊瘤虽然生长迅速、易转移、预后差，但经过综合治疗患者仍有望获得较长的生存期。目前手术范围、化疗方案和放疗的地位仍有待不断探索与研究。

重庆大学附属肿瘤医院　何昊　李雨聪

病例点评

原发性子宫内膜卵黄囊瘤是一种罕见的子宫内膜癌类型，临床表现有异常阴道流血、月经紊乱、腹痛、腹部包块、血尿；影像学表现为宫腔内肿物；肿瘤标志物特征为 AFP 显著升高；病理切片表现为疏松网状结构、S-D 小体、透明小体、腺样结构、乳头状结构、囊状结构等，其中 S-D 小体是卵黄囊瘤的典型特征。手术和铂类为基础的化疗是主要治疗方案，虽然原发性子宫内膜卵黄囊瘤生长迅速、易转移、预后差，但经过手术、化疗、放疗等综合治疗患者仍有望获得较长的生存期。

重庆大学附属肿瘤医院　王冬

参考文献

[1] QZLER A, DOGAN S, MAMEDBEYLI G, et al. Primary yolk sac tumor of endometrium: report of two cases and review of literature[J]. Journal of Experimental Therapeutics & Oncology, 2015, 11（1）: 5-9.

[2] 刘红, 张国楠, 樊英, 等. 原发性子宫内膜卵黄囊瘤 1 例报道并文献复习 [J]. 现代妇产科进展, 2011, 20（10）: 837-839.

[3] 阎福华, 杨秀华, 彭玲. 原发性子宫内胚窦瘤一例误诊 [J]. 临床误诊误治, 2001, 14（2）: 83.

[4] 李惠玲. 子宫内膜内胚窦瘤 1 例报告 [J]. 实用肿瘤杂志, 2011, 4: 259.

[5] 钞晓培, 谭先杰. 子宫内膜原发卵黄囊瘤诊治进展 [J]. 现代妇产科进展, 2018, 4: 303-304, 307.

[6] NOGALES F F, PREDA O, NICOLAE A. Yolk sac tumors revisited. A review of their many faces and names[J]. Histopathology, 2011, 60（7）: 1023-1033.

[7] ROSSI R, STACCHIOTTI D, BERNARDINI M G, et al. Primary yolk sac tumor of the endometrium: a case report and review of the literature[J]. American Journal of Obstetrics & Gynecology, 2011, 204（4）: e3-e4.

[8] WANG C, LI G, XI L, et al. Primary yolk sac tumor of the endometrium[J]. Int J Gynaecol Obstet, 2011, 114（3）: 291-293.

[9] RAVISHANKAR S, MALPICA A, RAMALINGAM P, et al. Yolk sac tumor in extragonadal pelvic sites: still a diagnostic challenge[J]. American Journal of Surgical Pathology, 2017, 41（1）: 1-11.

[10] GERSHENSON D M. Management of ovarian germ cell tumors[J]. Journal of Clinical Oncology, 2007, 25（20）: 2938-2943.

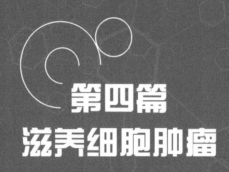

第四篇
滋养细胞肿瘤

病例 14　足月剖宫产后绒毛膜癌

📋 病历摘要

　　患者 34 岁，主因"剖宫产术后 9 个月，阴道出血 13 天，增多 6 小时"急诊入院。患者初潮 14 岁，月经周期为 7/30 天，量中，无痛经；适龄结婚，配偶体健；孕 3 产 1，2016 年自然流产 1 次；2017 年因异位妊娠行腹腔镜手术，术中切除左侧输卵管；2019 年剖宫产一次，具体详见现病史；产后尚未恢复月经。

　　【现病史】患者于 9 个月前因"孕 39 周、瘢痕子宫"于我院行择期剖宫产术，术中检查胎盘、胎膜娩出完整，外观未见异常。术后恢复好，母乳喂养，月经未恢复，否认剖宫产术后有性生活。患者于 13 天前开始出现阴道出血，量同既往月经量，6 小时前自觉出血明显增多，10 分钟湿透一片夜用卫生巾，伴有头晕心慌，并在家短暂晕厥 1 次，由 120 救护车送至我院急诊。

【既往史】否认高血压病、冠心病等心血管疾病，否认糖尿病等代谢性疾病史，否认血友病、再生障碍性贫血等血液系统疾病史，否认肝肾疾病、消化性溃疡、慢性支气管炎、哮喘及肿瘤病史，否认肝炎、结核、疟疾等传染病史，否认输血史，否认外伤史，否认食物、药物过敏史，预防接种史不详。

【个人史】出生于湖北，无外地长期居住史，否认疫水、疫源接触史，否认冶游史，生长发育及智力正常，否认吸毒史，无吸烟、饮酒及其他不良嗜好。

【体格检查】

（1）一般查体：血压 77/50 mmHg，心率 107 次 / 分，体温 36.5 ℃，呼吸 18 次 / 分，肤色苍白、贫血貌，神志尚清，对答能切题，精神差、萎靡，腹部平软，全腹无压痛、反跳痛、肌紧张。

（2）妇科检查：外阴已婚型，见多量血痕，未见异常病灶；阴道口有鲜红色血液流出，消毒外阴后使用窥器暴露阴道，涌出大量凝血块，量约 500 mL，阴道内可见大量凝血块填充及多量血液涌出，宫颈难以暴露，纱布擦拭阴道内血液及血块后，确认阴道黏膜完整、光滑、无病灶；宫颈完整，宫颈管内见活动性鲜红色出血；双合诊查子宫增大如孕 16 周大小、质软、无压痛；双附件区未见异常。

【辅助检查】血 hCG 13 610 IU/L；HGB 72 g/L，PLT 127 × 10^9/L；凝血功能及肝肾功能基本正常。妇科彩超（2020-09-22）：左侧宫角可见不均质回声大小约 1.2 cm × 0.9 cm，内见无回声直径约 0.5 cm，周边可见少量血流信号；宫腔内可见不均质回声大小约 4.2 cm ×

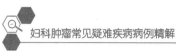
2.4 cm，内未见明显血流信号，后壁肌层薄；双附件未见明显异常。
胸部 CT：两肺下叶部分膨胀不全，左侧胸腔少量积液。

【诊断】阴道出血，原因待查；失血性休克；贫血；宫腔占位；
双肺下叶部分性不张；胸腔积液；剖宫产后；腹腔镜左侧输卵管切
除术后。

【治疗】患者由 120 救护车转运至我院急诊后，考虑患者"阴
道大出血、失血性休克"，迅速给予持续心电监护、开放 2 条静脉
通路，持续双手按摩子宫减少阴道出血；0.9% 氯化钠注射液 500 mL
快速静滴扩容，输血科紧急配备红细胞 4 个单位 + 血浆 800 mL。启
动院内危重患者抢救绿色通道，同时进行紧急超选择性双侧子宫动
脉栓塞术，术后患者阴道出血明显减少（图 14-1）。术后转入病房，
并予以静脉补液、补铁、抗生素等支持治疗。

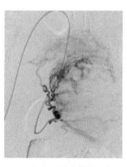 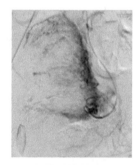

右侧子宫动脉栓塞前　　左侧子宫动脉栓塞前

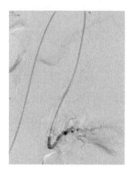 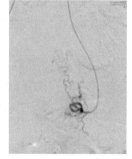

右侧子宫动脉栓塞后　　左侧子宫动脉栓塞后

图 14-1　子宫动脉栓塞前后对比

栓塞术后第二天复查血 hCG 13 954 IU/L，超声提示：子宫前位，大小为 8.1 cm×5.8 cm×5.6 cm，形态正常，轮廓规整，肌层回声尚均匀；宫腔内膜显示不清，宫腔内可见不均质中等略强回声，大小约 6.3 cm×4.3 cm×4.1 cm，边界尚清，未见明显异常血流信号，后壁肌层变薄；双侧附件区未见明显异常回声。

为获取确切的诊断依据并止血，决定在超声引导下行诊刮术。经充分备血及术前准备后，患者于 2020 年 9 月 24 日行静脉麻醉超声引导下刮宫术，手术顺利，术中出血不多，刮出物送病理，结果回报：大片凝血、坏死及纤维素渗出中见游离合体滋养叶细胞及细胞滋养叶细胞增生显著，细胞中度异型，核分裂象活跃，大量取材未见绒毛（图 14-2）。免疫组化：AE1＋AE3（＋）、Ki-67（90%＋）、HPL（＋）、P63（－）、inhibinA（＋）。作为金标准的组织学检查显示：子宫内容物可见细胞滋养细胞和合体滋养细胞，未见绒毛结构；刮宫术后 hCG 一度下降至 3626 IU/L，之后逐渐上升；考虑诊断为产后绒毛膜癌。为评估肿瘤期别，行盆腔增强磁共振，未提示子宫外盆腔转移病灶；行肺部 CT、全腹部 CT，均未提示远处转移病灶；结合查体无外阴及阴道病灶，诊断为"绒毛膜癌Ⅰ期：8 分（高危）"。

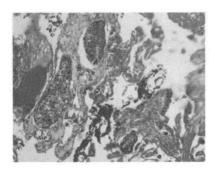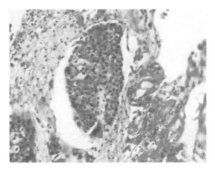

图 14-2　术后病理：可见细胞滋养细胞和合体滋养细胞，未见绒毛结构

在除外化疗禁忌证后，我们给予患者 BEP 化疗方案 [依托泊苷 150 mg（D1 ～ D5）静脉滴注 + 顺铂 100 mg（D5）静脉滴注 + 博莱霉素 30 mg（D5）肌内注射]，化疗前复查 hCG 上升至 21 609 IU/L，复查超声及盆腔增强磁共振，均提示宫腔内有约 4 cm×4.5 cm 大小病灶，边界不清。化疗 3 个疗程后 hCG 降至正常水平（1.35 IU/L），同期复查超声提示：子宫、双附件未见异常，子宫内膜厚 0.5 cm，宫腔内未见异常回声。之后 BEP 化疗方案巩固治疗 2 个疗程，合计化疗 5 个疗程，末次化疗时间为 2021 年 2 月 2 日。患者 hCG 变化趋势见图 14-3；治疗前后宫腔内病灶变化情况见图 14-4。

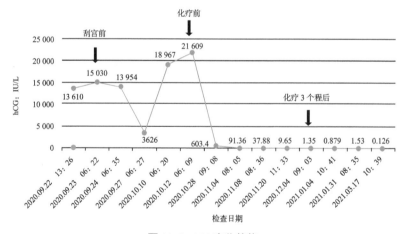

图 14-3　hCG 变化趋势

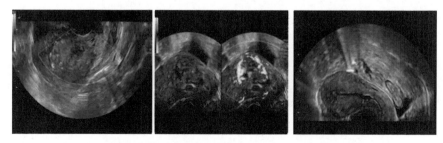

注：从左到右依次为刮宫前超声、化疗前超声、化疗 3 个疗程后超声。

图 14-4　治疗前后宫腔内病灶变化情况示意

【随访】患者化疗结束后定期随访，目前血 hCG 每月复查 1 次均正常，已恢复月经来潮，月经周期 30 天，量中等。患者一般情况良好，可正常工作及生活。

病例分析

绒毛膜癌（简称绒癌）是一种高度恶性肿瘤，多发生于育龄期妇女，为妊娠滋养细胞来源，属于滋养细胞恶性肿瘤。绒毛膜癌 50% 发生于葡萄胎后，25% 发生于流产后，22.5% 发生于足月妊娠后，2.5% 发生于异位妊娠后。但也有极少数滋养细胞肿瘤来源于卵巢或睾丸，称为非妊娠性绒癌。绒癌原发灶多位于子宫肌层内，也可凸向宫腔或穿破浆膜，单个或多个出现，无固定形态，与周围组织分界清，质软脆，暗红色，常伴有出血坏死；极少数原发于输卵管、宫颈、阔韧带等部位，可转移至全身各部位，包括肺、阴道、外阴、脑等。患者常表现为葡萄胎、流产或足月产后阴道持续不规则出血，有时可出现一段时间的正常月经之后再闭经，随后发生阴道出血。发生转移时，患者会出现转移病灶所在部位相应的症状，甚至可能以转移灶的相关症状如咳嗽、咯血及偏瘫、头痛等为首发症状而就诊，这类患者很容易被误诊、漏诊。

1. 关于产后绒毛膜癌患者阴道 / 子宫大出血的讨论

由于绒毛膜癌的亲血管生物学特性，且滋养细胞肿瘤生长快速、侵蚀性强、血供极度丰富，其病灶部位有大量新生血管或动静脉瘘形成，同时由于肿瘤侵蚀破坏及化疗造成肿瘤组织坏死，患者可能出现突发性阴道出血。如果出现较大范围的子宫肌壁浸润病灶或病变穿破子宫浆膜，则可引起阴道大出血或严重腹腔内出血。一旦发

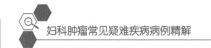

生出血，可能极为凶险，以出血的严重程度当居妇科急诊接诊病例中的急、重症之前列，因此，对相关情况的准确快速识别和恰当有效的处理将对挽救患者生命和控制缓解病情至关重要，并为后续的常规治疗做好准备、赢得机会。

尽管化疗是首选的治疗方法，但出现活跃性出血等急症情况时，相关的手术或介入方法是必不可少的辅助治疗或急救措施。对于阴道 / 子宫大出血的绒癌患者来说，因其大多较为年轻，通常都还有生育要求，直接手术行子宫切除可能不是最佳的治疗方法。目前，选择性动脉栓塞术在治疗妇产科疾病方面的应用已经非常广泛和成熟，是抢救危重肿瘤大出血患者的一种重要应急措施。选择性子宫动脉栓塞术可用于严重或急性子宫或阴道病灶大出血，动脉造影能快速明确出血部位，准确阻断出血部位的供血，有效地控制出血，并且能达到止血及保留生育功能的目的，而且子宫动脉栓塞操作时间短、创伤小、栓塞后化疗仍然有良好反应。此外，对于阴道及盆腔转移性病灶出血者，供血动脉栓塞也是较好的治疗选择。

本例患者以剖宫产后 9 个月、阴道大量出血为主要症状，就诊时阴道大量出血已导致失血性休克，临床无咳嗽、胸痛、咯血等症状，为抢救患者生命，在迅速输血、补液扩容的同时，及时进行了介入手术——选择性双侧子宫动脉栓塞治疗，使患者脱离生命危险，为后续明确诊断并及时化疗赢得了时间。

选择性子宫动脉栓塞常用的栓塞剂有：明胶海绵、不锈钢圈、微囊或微球、碘油乳剂及聚乙烯醇。一般为控制出血或术前栓塞，多采用短中效栓塞剂；如果为肿瘤姑息治疗则选用长效栓塞剂。本例患者栓塞术中采用的是明胶海绵，明胶海绵是一种安全无毒、取材方便的中效栓塞剂，但通常在 7 ～ 21 天后会被吸收，被阻塞的血管可能再通。

当然，有部分患者子宫病灶过大、侵犯肌层过深引起阴道大量出血，甚至伴有子宫破裂、腹腔内出血时，在不得已的情况下（如当前医疗条件不能进行子宫动脉栓塞术，也无法通过保守治疗控制）可采取腹腔镜或开腹手术治疗。切除子宫病灶是保留生育功能的手术方式，主要针对病灶引起的子宫穿孔而导致腹腔内出血的患者。但是一定要注意，由于直接手术可能因为子宫病变较大、血供丰富，所以手术困难大，且术中操作可能诱发肿瘤细胞播散，故除紧急抢救需要，一般均宜先化疗数个疗程，待子宫病灶缩小、血 hCG 正常或接近正常时再进行手术，尤其是行子宫切除的患者。

2. 关于产后绒毛膜癌患者诊断与化疗的讨论

剖宫产后阴道 / 子宫大出血常见为子宫复旧不全或胎盘残留、子宫切口愈合不良、子宫动静脉瘘，而绒癌等恶性滋养细胞肿瘤情况较为少见，临床上容易漏诊或误诊，延误治疗。该例患者子宫大出血行介入手术止血、抢救患者脱离生命危险的同时，结合患者超声等影像学检查提示宫腔内占位性病变、血 hCG 上升，同时与患者反复确认术后从未有性生活，故排除再次妊娠可能，为获取确切的诊断依据，行超声引导下诊断性刮宫术，病理结果提示"细胞滋养细胞和合体滋养细胞显著增生，未见绒毛结构"，考虑"产后绒毛膜癌"诊断明确。当然我们在临床上也要注意，滋养细胞肿瘤在子宫上的原发灶如果是位于子宫肌层或凸出到浆膜而未累及子宫内膜，刮宫将很难得到准确的诊断，因此，组织学证据对于滋养细胞肿瘤的诊断并不是必需的。本例患者因为超声提示病灶位于宫腔内，故而可以在充分备血及充分术前准备的前提下行超声引导下刮宫，所获得的病理结果能进一步佐证诊断的正确性，但是一定要由经验丰富的

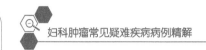

手术医师操作，术中强调与超声科医师的密切配合，以免病灶过大过深、过度刮宫引起子宫破裂穿孔，导致严重腹腔内出血；此外，该例患者在刮宫术前 48 小时内已行子宫动脉栓塞术，这也为刮宫术中减少出血提供了有力的保障。

绒毛膜癌的恶性程度极高，在有效的化疗方案问世前，其死亡率高达 90% 以上。如今，由于诊断技术的进展及化学药物治疗的发展，绒癌患者的预后已得到极大改善。绒癌是人类最早得以治愈并且可保留器官功能的恶性肿瘤之一，早期诊断和及时化疗是治疗成功的关键，其中血 hCG 是绒癌特异及敏感的标志物，是诊断和检测治疗效果及转归的主要指标。由于绒癌细胞对化疗药物敏感，有独特的标志物血 hCG 可用于临床疗效的监测，所以目前有效化疗药物问世后绒癌患者一般预后较好，接受正规化疗后治愈率可达到 90% 以上；根据 FIGO 分期及预后评分系统选择单药或联合化疗，患者的整体生存率可达到 95% 以上。

本例患者根据 FIGO 解剖分期，外阴阴道未见转移灶，盆腔增强磁共振未提示子宫以外盆腔病灶，肺 CT、全腹部增强 CT 均未提示远处转移，故而诊断为"绒毛膜癌 I 期"。根据 FIGO 预后评分系统，其评分为：8 分（高危）（末次妊娠为足月产，+2 分；妊娠开始至化疗开始间隔 7 ～ 12 个月，+2 分；hCG 10 000 ～ 100 000，+2 分；肿瘤最大直径＞ 5 cm，+2 分）。因此我们选用含有抗代谢化疗药物的 BEP 联合化疗方案，本例患者 BEP 化疗 3 个疗程后 hCG 降至正常，之后巩固化疗 2 个疗程。化疗效果良好，未出现化疗耐药情况。

综上所述，在行急救措施抢救患者脱离生命危险之后，逐步完善了各项影像学检查及实验室检查，同时通过组织病理学进一步明确了临床诊断"绒毛膜癌 I 期：8 分（高危）"，之后及时给予了足

笔记

量且规范的联合化疗方案，对于控制病情、缩小病灶、促进局部瘤灶血管闭塞均有重要作用，化疗后血 hCG 值下降满意，证明诊断正确且治疗有效，最终达到肿瘤症状完全缓解。

通过分析此病例的诊治过程，正常妊娠产后绒癌应当引起重视。由于产后绒癌在临床上相对少见，具有易误诊漏诊、临床进展快等特点，因此在临床工作中应拓宽诊断思路，综合评估病情。对于晚期产后出血或产褥期满后仍有不规则阴道流血者，除了考虑胎盘胎膜残留、子宫复旧不良、子宫切口愈合不良及子宫动静脉瘘等，还应考虑到产后子宫滋养细胞肿瘤的可能，应进行 hCG 检测，子宫及盆腔超声检查，肺、腹部、脑等影像学检查，及早发现绒毛膜癌等妊娠滋养细胞肿瘤，及早规范治疗，避免漏诊及延误治疗。同时也需注意，大多数绒癌发生在先前正常妊娠后不久，但仍有个别文献报道显示，在妊娠与诊断绒癌之间潜伏期最长可达 10 年之久。对于潜伏期长的患者出现阴道出血，则容易误诊为子宫内膜癌、子宫颈癌及子宫肌瘤等。明确诊断是正确治疗的前提，大部分产后绒癌的患者可通过化疗治愈，手术治疗的方法适用于耐药和复发的患者。如果患者出现阴道/子宫大出血，应根据患者综合情况提供介入或手术治疗，对于有条件的医院建议行介入治疗控制危及生命的大出血。由于妊娠滋养细胞肿瘤有快速生长、侵蚀性强、血供极度丰富的性质，病灶一旦发生出血，可能极为凶险。出血的严重程度是妇科急诊接诊病例中的第一位，因此，对相关情况的准确识别和恰当有效的快速处理对挽救患者生命和控制病情至关重要，并为后续的治疗做好准备。对于产后复查的妇女，可考虑常规进行 hCG 检测，以达到早期发现、早期诊断、早期治疗的目的。

北京清华长庚医院　刘瑛　张蕾

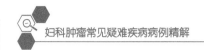

病例点评

　　绒癌治疗以化疗为主，个体化辅以手术和放疗等。临床上每一例患者均建议根据 FIGO 临床分期和 WHO 滋养细胞肿瘤预后评分系统进行准确的分期与评分，并尽快给予规范化化疗，这对于预后至关重要。尽管化疗是首选的治疗方法，但出现活跃性出血等急症情况时，相关的手术或介入方法是必不可少的辅助治疗或急救措施。选择性动脉栓塞术对机体损伤小，在治疗妇产科疾病的应用中非常广泛和成熟，是抢救危重肿瘤大出血患者的一种重要的应急措施，对挽救患者生命和控制病情至关重要，以利于后续实施规范化治疗，从而实现控制病情、缩小病灶，最终达到肿瘤症状完全缓解。

北京清华长庚医院　　廖秦平

参考文献

[1] DAVID-WEST G，JEGANATHAN S，COHEN N，et al. Conservative management of uterine rupture in gestational trophoblastic neoplasia[J]. Gynecol Oncol Rep，2020，32：100539.

[2] WANG Z，LI X，PAN J，et al. Bleeding from gestational trophoblastic neoplasia：embolotherapy efficacy and tumour response to chemotherapy[J]. Clin Radiol，2017，72（11）：992. e7-992. e11.

[3] 蒋诗阳，赵峻. 妊娠滋养细胞肿瘤保留生育功能治疗的研究进展. 中国癌症防治杂志，2020，12（2）：149-154.

[4] 向阳,蒋芳. 妊娠滋养细胞肿瘤药物治疗研究进展[J]. 中国实用妇科与产科杂志，2020，36（1）：25-28.

[5] NGAN H Y S，SECKL M J，BERKOWITZ R S，et al. Update on the diagnosis

and management of gestational trophoblastic disease[J]. Int J Gynaecol Obstet，2018，143（Suppl 2）：79-85.

[6]　张立阳，李佳钤，乔宠. 胎盘残留与妊娠滋养细胞疾病的甄别 [J]. 实用妇产科杂志，2021，37（1）：16-18.

[7]　PATTEN D K，LINDSAY I，FISHER R，et al. Gestational choriocarcinoma mimicking a uterine adenocarcinoma[J]. J Clin 0ncol，2008，26（31）：5126-5127.

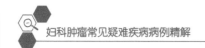

病例 15 妊娠滋养细胞肿瘤再分期

病历摘要

患者 41 岁，汉族，已婚，于 2020 年 11 月 23 日以"清宫术后 3 月余，妊娠滋养细胞肿瘤化疗后 55 天"为主诉入院。患者 22 岁结婚，爱人体健，夫妻感情和睦；避孕方式：工具避孕；孕 7 产 2，2002 年顺娩 1 活女婴，现体健；2007 年顺娩 1 活男婴，现体健；曾因个人原因行清宫术 4 次（具体不详）。

【现病史】患者平素月经规律，末次月经为 2020 年 7 月 10 日。3 个月前因"阴道出血"就诊于当地人民医院，查 hCG 137 607 mIU/mL，行彩超示：宫腔内可见一大小约 50 mm × 39 mm 的稍强回声，内可见一大小约 22 mm × 14 mm 的无回声区，提示宫腔内异常回声。遂行清宫术，术后病理回示：（宫腔）大量胎盘绒毛组织，局部绒毛间质水肿，建议行 hCG 定量检测。术后 3 天阴道出血停止，复查 hCG 2089.8 mIU/mL。术后第 10 天为明确诊断再次行清宫术，病理回示：凝血退变坏死组织中见子宫内膜呈增生期改变，未见明确胎盘绒毛组织，建议继续监测 hCG。后每周定期复查 hCG，呈下降趋势，术后 23 天查血 hCG 1011.50 mIU/mL，术后 34 天查血 hCG 复升为 1766.90 mIU/mL，行盆腔磁共振结果示：宫腔内小囊状异常信号，待查；直肠子宫凹陷处少量积液。胸部 CT 示：两肺内散在多发结节，性质待定，建议定期复查；肝内多发囊肿可能。术后 41 天查血 hCG 3253.4 mIU/mL，至当地妇产医院住院，行彩超示：宫腔内可见不均质增强回声及液性无回声，大小约 23 mm × 9 mm，未见明显血流信号。遂行宫腔镜检查＋宫腔组织吸引术，术中见宫颈多发蓝紫色结节，直径为 0.5 ～ 0.8 cm，子宫下段粘连，子宫宫壁未见蓝紫色结节，既往胸部 CT 多发结节考虑为转移灶，诊断为"妊娠滋养细胞肿瘤Ⅲ期"，评分：7 分（高危）。给予 5- 氟尿嘧啶＋放线菌素 D 联合化疗 8 天，病理结果回示：（宫内物）少量绒毛细胞，绒毛间质水肿，滋养细胞增生，符合水泡状胎块，建议行免疫组化三项和 STR 检测以进一步分类确诊。患者化疗结束后出院，化疗期间副作用重，表现为五官黏膜溃疡、腹泻、全身酸痛伴乏力，后因化疗副反应于当地中医院住院治疗，给予升白、营养支持等对症治疗，好转后出院。12 天前为求进一步治疗来我院，行彩超示：子宫内膜厚 4.8 mm，总 hCG 24.18 IU/L，病理切片会诊提示：①胎盘蜕膜体积增多，间质水肿，灶性滋养叶细胞增生，建议做 STR 检测，以便除外水泡状胎块。②血块，大量合体滋养细胞及少许子宫内膜腺体，可见 A-S 反应。③血块，纤维素样坏死及少许高度分泌的子宫内膜腺体，另见个别合体滋养叶细胞。现无阴道出血及腹痛，门诊遂以"妊娠滋养细胞肿瘤Ⅲ期、第 1 次化疗后"收治入院。

【既往史】发现乙肝 1 年余，2019 年 5 月因食道赘生物行手术治疗。余无特殊。

【家族史及个人史】父亲因胃癌已故，母亲体健，2 弟均体健，否认有家族性遗传病及传染病史。个人史无特殊。

【体格检查】外阴发育正常，阴毛呈女性分布，经产式。阴道通畅，容 2 指，分泌物不多。宫颈肥大、光滑，宫颈腺囊肿，触血阴性。宫体质软，如孕 50 天大小。双侧附件未触及明显异常。

【辅助检查】入院查彩超提示子宫肌层不均匀，底后壁可见范围约 9 mm×6 mm 的低回声区，周界不清，未见血流信号。肺部

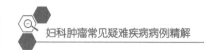

CT 示：胸廓对称，胸壁及软组织未见异常，两肺纹理清晰，左肺下叶可见多发结节影，较大者约 10.8mm，位于 103 ～ 117 层，周围叶间裂局部增厚；两肺门区未见异常；所示气管、支气管影正常；纵隔内未见异常肿大的淋巴结；双侧胸膜腔未见明显积液影及胸膜增厚；所示肝内可见多发低密度影及钙化结节。影像学提示：①左肺下叶见多发结节影，较大者转移待排，建议必要时行增强检查。②所示肝内见多发低密度影，建议必要时行增强检查。③肝内钙化灶。血 hCG 14.3 IU/L。

【诊断】妊娠滋养细胞肿瘤Ⅲ期；第 1 次化疗后。

【治疗】入院后完善相关结核检查，排除肺结核情况，与 2020 年 10 月 28 日外院胸部 CT 对比，左下肺结节明显增大，患者血 hCG 下降明显，但肺部结节增大，与化疗效果不相符，遂行 CT 引导下左肺部结节穿刺活检术，病理结果回示：少量肺组织及炎性渗出物，间质纤维组织增生，未见明确肿瘤成分。STR 结果回示：单精纯合型完全性葡萄胎。更正诊断为妊娠滋养细胞肿瘤（Ⅰ期，3 分），于 2020 年 12 月 9 日给予甲氨蝶呤 5 日疗法化疗，于 2020 年 12 月 21 日复查血 hCG 转为阴性，后行甲氨蝶呤 5 日疗法化疗巩固两个疗程，目前患者仍在随访中。

病例分析

妊娠滋养细胞肿瘤（gestational trophoblastic neoplasia，GTN）是一组与妊娠相关的恶性肿瘤，组织学上来源于胎盘滋养细胞，可分为侵袭性葡萄胎（invasive mole，IM）、绒毛膜癌（chorio carcinoma，CC）、胎盘部位滋养细胞肿瘤（placental site trophoblastic tumour，

笔记

PSTT）和上皮样滋养细胞肿瘤（epithelioid trophoblastic tumour, ETT）。近几十年来，随着化疗方案的进一步发展与完善，以及人绒毛膜促性腺激素作为肿瘤标志物的广泛应用，GTN 的总体治愈率已经超过 90%，其中低危组患者的治愈率接近 100%，高危组患者的治愈率也已达到了 80%～90%。尽管如此，随着对该肿瘤研究的不断深入，治疗的理念和方法仍在不断更新。

GTN 采用以化疗为主的综合治疗，化疗方案的选择要依据预后评分划分的危险分层来进行。目前，我国及国际上应用的是 FIGO 2000 临床分期及预后评分系统。临床Ⅰ～Ⅲ期且预后评分≤6 分的患者归为低危患者。在 2015 年 FIGO 妇癌报告对 GTN 诊治的更新指南中指出，低危患者首选单药化疗，常用的药物包括：放线菌素 D（Act-D）、甲氨蝶呤（MTX）、氟尿嘧啶 / 氟尿苷（5-FU/FUDR）等。对于 FIGO 评分为 0～4 分、末次妊娠为葡萄胎、病理诊断为非绒癌的患者，建议首选单药（如 Act-D、MTX 或 FUDR）化疗。

葡萄胎后妊娠滋养细胞肿瘤治疗方法需依据临床特征、诊疗手段及病灶部位而定。依据 hCG 水平诊断的葡萄胎后妊娠滋养细胞肿瘤，在治疗前需要进行病史采集和体格检查（包括盆腔检查），以及盆腔多普勒超声和胸部 X 线片检查，确定 FIGO 分期及预后评分。盆腔多普勒超声用于排除妊娠、测量子宫大小、确定子宫内肿瘤的体积和血供。若胸部 X 线片检查正常，则不需要进行其他影像检查即可开始治疗；若胸部 X 线片检查提示转移，则需要进行盆腹腔 CT 扫描和脑部 MRI 检查。初始治疗方法根据是否存在子宫外转移而定，该患者的治疗重点在于确定肺部是否存在转移病灶，以制订化疗方案。患者既往考虑存在肺部转移病灶，肿瘤分期为Ⅲ期，给予联合药物化疗，患者化疗毒副作用相对较重，第一次化疗结束后血 hCG

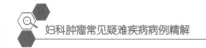

下降较为明显，但肺部 CT 提示肺部结节增大，与化疗效果不相符，因此需重新考虑肺部结节是否为病灶。为进一步明确肺部结节性质，可考虑行肺部结节穿刺活检术，依据活检病理结果再次对肿瘤进行分期，若肺部为转移灶，需进一步明确是否存在脑转移，若存在子宫外转移，则根据预后评分及 FIGO 分期分为低危型和高危型，再给予相应方案化疗。该患者在明确肺部结节性质后，更改诊断为：妊娠滋养细胞肿瘤（Ⅰ期，3 分），首选甲氨蝶呤单药化疗，甲氨蝶呤第 1 次化疗结束后 hCG 即下降至阴性，再次对患者进行巩固治疗两周期，治疗结束后进行长期随访。

综上所述，在经典化疗药物治疗 GTN 的近几十年来，已经有了显著的改善，尽管如此，对于治疗的探讨和优化仍在进行，为的是在达到最好的效果和减少治疗副反应之间寻找更佳的平衡。强调治疗的规范化，同时也要结合患者的具体情况给予精准和个体治疗。对于低危患者中的进一步分层治疗也应给予更大的关注。

郑州大学第三附属医院　张亚俊　彭娟

病例点评

影响 GTN 预后的主要因素有：年龄、终止妊娠至治疗开始的间隔时间、血 hCG 水平、FIGO 分期及是否规范治疗等，此病例治疗的疑难之处在于确定肺部结节是否为转移病灶，从而决定疾病的分期，并制订适宜的治疗方案。

郑州大学第三附属医院　李蕾

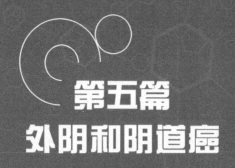

第五篇
外阴和阴道癌

病例 16　子宫切除术后持续 VaIN

病历摘要

　　患者 46 岁，G3P2+1，因 "CIN Ⅲ 子宫切除术后阴道原位癌" 就诊。

　　【现病史】2016 年 5 月 9 日患者因 CIN Ⅲ、VaIN Ⅱ 行腹腔镜下全子宫切除术。术前细胞学诊断：HSIL，HPV16（＋）。术后病检：①慢性宫颈及宫颈内膜炎伴糜烂、鳞化，广泛 CIN Ⅱ、CIN Ⅲ 并累及腺体（未见活检报告）。②增生期内膜。③左右输卵管慢性炎。

　　2017-08-07 查：HPV 为高危型，HPV16（＋）。阴道镜活检示（阴道顶端）VaIN Ⅰ、VaIN Ⅱ 及 VaIN Ⅲ。因 VaIN Ⅲ 行阴道病损切除术，

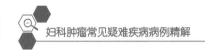

术后病检为（阴道病灶组织）慢性炎伴糜烂，VaIN Ⅱ 及 VaIN Ⅲ；12 点方向切缘查见灶性 VaIN Ⅱ；6 点方向切缘未查见 VaIN（未见活检报告）。

2018-01-11 查：LCT 为 ASC-H；HPV 为高危型，HPV16（＋）。阴道镜活检示（阴道）VaIN Ⅱ 及 VaIN Ⅱ～Ⅲ，鳞状上皮乳头状瘤样生长，行激光治疗（未见活检报告）。

2018-11-01 查：LCT 为 ASC-US；（阴道断端）HPV 为高危型，HPV16（＋）。阴道镜示双侧阴道顶端及前壁薄白色上皮。未活检，行激光治疗。

2019-03-11 查：LCT 为 HSIL；阴道镜示中厚白色上皮；活检：（阴道壁）数块破碎鳞状上皮乳头状增生伴重度非典型增生。

2019-09-23 查：LCT 为 HSIL；阴道镜示阴道前壁见增生，中厚白色上皮。活检：（阴道前壁）VaIN Ⅱ～Ⅲ /VaIN Ⅲ，行激光治疗。

2020-03-09 查：LCT 为 LSIL，HPV16（＋）；阴道镜示阴道断端见片状乳头样凸起，中厚白色上皮，活检: VaIN Ⅲ（未见活检报告），行激光治疗。

2020-10-13 查：LCT 为 HSIL，HPV16（＋）；阴道镜活检示（阴道壁）VaIN Ⅱ 及 VaIN Ⅲ伴鳞状上皮乳头状增生，行激光治疗。

【体格检查】外阴未见异常；阴道通畅，顶端稍增粗，轻度粘连；盆腔空虚。

【辅助检查】LCT（2021-04-09）：高度鳞状上皮内病变，建议行阴道镜下活检。HPV 病毒分型：高危型，HPV16/HPV58（＋）。阴道镜下活检术后病检（2021-04-19）：（阴道断端）广泛 VaIN Ⅱ 及 VaIN Ⅲ /原位癌,另见破碎鳞状上皮重度非典型增生伴乳头状生长，如有必要，建议再深取组织以明确有无更严重病变。既往阴道镜活检见图 16-1，以及既往检查及治疗见表 16-1。

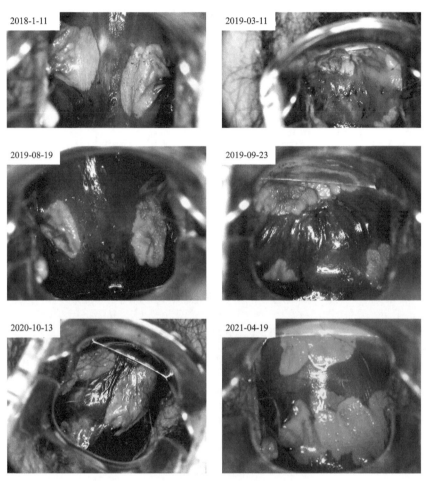

图 16-1　既往阴道镜活检

表 16-1　既往检查及治疗

日期	LCT	HPV	阴道镜	活检	治疗
2016-05-09	HSIL	HPV16（+）	未见报告	CIN Ⅲ	子宫全切术
2017-08-07		HPV16（+）	未见报告	VaIN Ⅰ～Ⅲ	病损切除术
2018-01-11	ASC-H	HPV16（+）	未见报告	VaIN Ⅱ～Ⅲ	激光治疗
2018-11-01	ASC-US	HPV16（+）	双侧阴道顶端及 前壁薄白色上皮	未活检	激光治疗

续表

日期	LCT	HPV	阴道镜	活检	治疗
2019-03-11	HSIL	未见	中厚白色上皮	重度非典型增生	未治疗
2019-09-23	HSIL	未见	阴道前壁见增生，中厚白色上皮	VaIN Ⅱ～Ⅲ	激光治疗
2020-03-09	LSIL	HPV16（＋）	阴道断端见片状乳头样凸起，中厚白色上皮	VaIN Ⅱ～Ⅲ	激光治疗
2020-10-13	HSIL	HPV16（＋）	中厚白色上皮	VaIN Ⅲ	激光治疗
2021-04-19	HSIL	HPV16/HPV58（＋）	中厚白色上皮	VaIN Ⅲ／原位癌	激光治疗

【诊断】CIN Ⅲ子宫全切术后阴道原位癌；阴道炎。

【治疗】激光治疗。

【随访】2021 年 9 月 7 日复查 LCT 为 HSIL；高危型，HPV16（＋）。2021 年 9 月 27 日阴道镜所见（图 16-2）：阴道断端光滑，醋酸试验后断端及右侧阴道壁上段中厚白色上皮，阴道镜活检结果：（断端及右侧壁上段）VaIN Ⅲ，鳞状上皮乳头状瘤样生长。

阴道镜检查指征：

    TCT: HSIL（高度鳞状上皮内病变）

    HPV: HPV分型：16+

    组织病理学: CINIII子宫全切术后5+年、阴道原位癌激光术后4个月

阴道镜检查：

    总体评估：检查是否充分：充分

    鳞柱交界可见：   转化区类型：

    阴道镜所见(宫颈)：子宫全切术后

    阴道镜所见(阴道)：阴道断端光滑，醋酸试验后，断端及右侧阴道壁上段中厚白色上皮

图片：

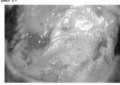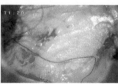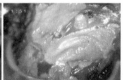

阴道镜拟诊：

    拟诊结果: SPI；VaINIII

    处理: 阴道壁活检(断端及右侧壁上段)

图 16-2　阴道镜活检

病例分析

患者为中年女性，5 年前因宫颈上皮内瘤变（cervical intraep-ithelial neoplasia，CIN）和阴道上皮内瘤变（vaginal intraepithelial neoplasia，VaIN）行子宫切除术，术后病检报告未提示 VaIN。该患者子宫切除术后 1 年余，第一次随访发现高级别 VaIN，阴道镜检查提示病变主要在阴道前壁上段和双侧阴道顶端。此后随访发现持续的 HPV16 感染和 VaIN Ⅱ / Ⅲ，多次行激光治疗后效果不佳，病变逐渐进展为阴道原位癌。总体而言，该病例特点为：①中年女性。②既往有 CIN Ⅲ 子宫切除病史。③持续 HSIL，HPV16 感染。④已行 6 次激光治疗。⑤病变持续、进展。

该患者的诊治过程中存在一些值得注意的问题。大部分阴道鳞状上皮内低度病变（low-grade squamous intraepithelial lesion，LSIL）可以逆转，只需要观察随访，而阴道鳞状上皮内高度病变（high-grade squamous intraepithelial lesion，HSIL）复发进展为浸润性癌的风险增加。阴道镜下见病变主要在断端两侧和前壁上段并持续进展，考虑在检查和治疗时患者病变部位未完全暴露。多次激光治疗没有明显效果，需考虑是否应该更换治疗方式，改为手术切除或搭配药物治疗。因此，我们认为这位患者在子宫切除术后和 VaIN 的诊治随访过程中存在以下疑问或不足。

1. 子宫切除前是否进行全面的阴道检查？

2016 年患者阴道镜活检提示"CIN Ⅲ，VaIN Ⅱ"，并因 CIN Ⅲ 行子宫切除术，但是术后病检并未报告阴道断端情况。阴道上 1/3 是 VaIN 的常见部位，与宫颈具有相同的胚胎起源，所以 CIN 和宫颈癌（cervical cancer，CC）与 VaIN 的发生密切相关，并且 VaIN 常与

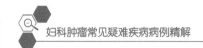

CIN 并存。尤其是因 CC 或 CIN 行子宫切除的患者，VaIN 的发病风险显著增加。VaIN 多累及阴道上段，常呈多灶性改变，随着级别升高，病变表现更明显。子宫全切术后需仔细检查阴道断端两侧，部分患者因为阴道断端陷凹导致阴道镜无法看清，容易漏诊。

2. 术后未进行规律随访以及随访间隔长

该患者子宫切除术后未进行规律随访，术后 14 个月才进行第一次随访，并且发现 VaIN Ⅲ 和持续高危型 HPV16 感染。此后多次行激光治疗并且每 6 个月随访一次。阴道 LSIL 和 HSIL 持续、复发和进展的风险存在显著差异，其治疗管理策略也不同。因此，子宫切除后应进行规律和严密的随访，以期早期发现可疑病变。VaIN 患者常缺乏特异性临床表现，少数表现为阴道分泌物增多或性交后出血，多数是由于宫颈癌筛查异常就诊。对于因 CC 或 CIN 切除子宫的患者，阴道细胞学和（或）高危 HPV 有助于提高 VaIN 的检出率。由于阴道癌的罕见性，目前没有正式的指南推荐在一般人群中筛查阴道癌，但是目前的宫颈癌筛查指南建议患有高度癌前病变（HSIL/CIN Ⅱ /CIN Ⅲ）或浸润性宫颈癌的女性等高危人群在治疗后至少接受 20 年的持续监测随访。HR-HPV 和细胞学联合检测的敏感度高于单独细胞学筛查。既往有 CC 或 CIN 病史者，HR-HPV 较细胞学具有更高的敏感度和类似的特异度，可早期检出 VaIN。阴道镜下活检是 VaIN 诊断的金标准。因此，在阴道细胞学和（或）HPV 检查异常时应仔细检查全阴道，尤其是反复细胞学和（或）HPV 异常而镜下未见 VaIN 时。此外，随访间隔时间应缩短为 3 个月或更短，或者治疗区域恢复后再次进行激光，而不是一次激光后等待 6 个月随访。因此，我们认为目前中国专家共识推荐的 6 个月随访时间较长，容易导致病变复发进展，且病变区域不断扩大。

3. 首次 VaIN 切除术后切缘阳性，为什么没有进一步处理？

患者 2017 年 7 月诊断为 VaIN Ⅲ 并行病损切除术。术后病检提示 12 点方向切缘查见灶性 VaIN Ⅱ，存在残留病灶，但是未对患者进行进一步治疗。因子宫切除术后阴道的特殊解剖结构，尤其是阴道上段和断端及两侧陷凹，手术切除的难度较大，并且可能损伤其邻近器官。考虑到二次手术的并发症和患者的承受能力及意愿，建议患者规律随访，门诊使用激光治疗。首次病损切除术后可能因病变残留、病变隐匿未被发现或累及范围较大，因此在阴道镜检查和治疗中一直没有观察和治疗到全部病变，或者病灶清除但持续暴露于 HPV 感染风险中导致病变复发、进展。

4. 多次激光治疗无效，该怎么选择治疗方式？

该患者经过 6 次激光治疗后病变仍旧持续，并进展为阴道原位癌。目前已经进行一次阴道原位癌激光治疗，治疗 4 个月后随访仍为持续 HSIL 和 HPV16 阳性，阴道镜下见断端及右侧阴道壁上段中厚白色上皮，并且活检结果依旧是 VaIN Ⅲ。该患者是否应该继续激光治疗还是尝试新的治疗方法？激光治疗操作方便，且术后患者不良反应少。患者此次激光治疗后由于病变没有继续进展，可考虑再次行激光治疗或其他治疗方式，如光动力疗法、派特灵药物治疗等。如果后续患者随访阴道镜活检结果提示病变消退或级别降低，表明激光治疗有效，如果后续病变持续进展为浸润性阴道癌，则应根据患者的年龄、疾病分期、病灶部位、组织病理学特征、肿瘤大小确定治疗方案，采用放射治疗、手术治疗及化疗等综合治疗。

VaIN 应进行个体化治疗，综合考虑患者情况和病灶情况（范围、部位、级别）。阴道 HSIL 应及时、合理地治疗，以降低发展为浸润癌的风险。手术治疗适用于局灶性、复发性或不除外浸润癌的阴道

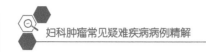

HSIL 患者，以及保守性治疗无效、病变进展风险高、不适合随访的患者。对于阴道壁上 1/3 的病灶，可考虑部分阴道切除术。对于因宫颈因素行全子宫切除术后 VaIN 级的患者，尤其是 VaIN Ⅲ 位于阴道残端，切除病灶是行之有效的方法，治愈率达 68% ～ 88%。但是，手术创伤大，不易操作，对术者水平要求高，对患者生活质量有一定影响。《FIGO 2015 妇癌报告》诊治指南中建议 LEEP 可用于切除 VaIN 病灶，其可以为病理学检查提供完整的标本组织，还可以发现 12% ～ 28% 的隐匿性浸润癌。物理疗法有 CO_2 激光汽化、电灼等，适用于多发性病灶或病灶可以清楚暴露的阴道 HSIL 患者。CO_2 激光汽化治疗因其高效、损伤小、愈合快、操作简便的特点成为医生选择的常用方法。然而激光有时难以达到一些隐蔽部位，病灶仍持续存在或复发。药物治疗包括咪喹莫特、5- 氟尿嘧啶乳膏等，适用于年轻或多灶性 VaIN 患者。主要作用是局部用药后病变部位上皮剥脱，患者不良反应较少，但治疗效果及患者依从性较差。腔内近距离放射治疗包括高剂量率和低剂量率两种治疗方案，其有效率高达 88%。对于子宫全切术后 VaIN 经其他治疗反复复发或范围大的患者，可选择腔内放射治疗，但其不能提供组织标本，可能导致漏诊浸润癌。目前在多数研究中，考虑年轻患者因性生活活跃，放疗后不良反应包括阴道狭窄、性交困难、形成阴道瘘、放射相关的膀胱炎、直肠炎等将严重影响其治疗后生存质量，因此放疗不作为首选治疗方式。近几年也有一些其他治疗方式，如超声抽吸治疗、高频氩气刀和光动力疗法等。超声抽吸治疗利用超声的空化效应在超声波的震动冲击下使病变组织的细胞被抽吸，是应用于妇科领域的一种新技术，术后并发症少、没有手术瘢痕，可提供微创组织学样本，但总体有效率尚缺乏足够的临床研究数据证实。高频氩气刀是近几年来在临床应用的新一代高频电刀，其工作原理是利用高频电刀提供高频、高压电流，再利用氩气的特性达到一种完善的临床效果。有研究报道应用高频氩气刀治疗 VaIN，复发率较低（25.0%，5/25），对于病情持续和复发的患者可重复治疗。光动力疗法通过局部或全身给予光敏剂，利用肿瘤组织和癌前病变对光敏剂的选择性吸收，采用特定波长的激光进行照射，产生活性氧以达到对肿瘤组织的选择性破坏，其治疗有效率超过 70%，术后不良反应少。

5. 为什么多次药物和激光治疗后持续 HPV16 感染？

该患者遵医嘱使用抗 HPV 药物，并且积极进行激光治疗，但是为什么 HPV16 持续存在？我们对患者进行了电话随访。患者自述未接种 HPV 疫苗，固定性伴侣一位，同房不戴避孕套。伴侣存在婚外性伴侣，数量不明，其中包含特殊职业从业者。此外，患者自述处于焦虑和抑郁状态，身体免疫力较低。HPV 感染与多种因素有关，包括年龄、性伴侣数量、避孕措施、吸烟和免疫功能低下等。该患者虽然遵医嘱使用药物，但未注意同房戴避孕套，伴侣存在多位性伴侣，且自身免疫力较低，增加了 HPV 持续感染的可能性。

6. VaIN 的管理策略

对子宫切除术后 VaIN 的管理，目前没有标准的国际指南。2020 年，中国医师协会微无创医学专业委员会妇科肿瘤专委会联合中国优生科学协会女性生殖道疾病诊治分会、中国优生科学协会肿瘤生殖学分会共同制定了《阴道上皮内瘤变诊治专家共识（2020）》，以期为临床医生提供 VaIN 诊治及决策的参考及借鉴。VaIN 的高危因素包括年龄、高危型 HPV 感染、CC 或 CIN 病史、放射治疗史和免疫功能异常。VaIN 的临床管理策略主要集中在是否应对 VaIN 进行临床干预、治疗方法选择及规范化临床管理策略的制定上。共识认为对阴道 LSIL 的管理应持保守态度，需要严密观察并定期随访。阴道 HSIL 推荐积极治疗，治疗方法的选择应依据风险进行分层管理，并根据病灶级别、病灶的位置、HPV 感染情况、病灶的范围、患者年龄、既往史、并发症等多重因素，综合分析并制订较为恰当的治疗方案。低复发风险的阴道 HSIL 管理策略见表 16-2；高复发风险的阴道 HSIL 管理策略见表 16-3。

表 16-2 低复发风险的阴道 HSIL 管理策略

高危因素	治疗
绝经前 HSIL	药物；物理治疗
HR-HPV（−）	物理治疗；手术切除
局灶性 HSIL	药物；物理治疗；局部切除
单纯 HSIL	药物；物理治疗；手术切除

表 16-3 高复发风险的阴道 HSIL 管理策略

病变部位	HR-HPV 持续感染	多灶性 HSIL	合并 CIN Ⅲ	既往因 CC 或 CIN 已切除子宫	绝经后 HSIL	复发性 HSIL
阴道上 1/3	阴道上段切除；物理治疗；药物	物理治疗；阴道部分切除	子宫＋阴道部分切除；子宫颈锥切＋阴道部分切除	阴道上段切除；物理治疗	物理治疗；阴道上段切除	阴道上段切除；物理治疗；放射治疗
阴道下 1/3	物理治疗；手术切除	物理治疗；药物	子宫切除＋激光；子宫颈锥切＋物理治疗	物理治疗；手术切除	物理治疗；手术切除	物理治疗；手术切除
全阴道	全阴道切除	物理治疗；全阴道切除	子宫＋全阴道切除	全阴道切除	全阴道切除	全阴道切除；放射治疗

7. 诊治过程中的不足

该患者的诊治过程存在诸多不足。首先，没有进行全面的阴道检查，阴道镜下明显可见大面积病灶，诊治过程中过分注重明显病变的活检和治疗，没有仔细检查其余区域，因此未能发现隐匿性病灶，导致病变持续进展，病灶区域和范围逐渐改变。其次，在治疗方式的选择上未充分考虑患者病史，对于这种长期持续高级别 VaIN 且可能进展为侵袭性癌的患者，应关注导致病情持续进展的原因。最后，下生殖道 HPV 相关疾病应综合诊治，除了关注临床疾病，也要关注患者个人情况，尤其是持续高危型 HPV 感染。该患者虽然经过多次治疗，但是平时同房不戴避孕套，长期处于 HPV 感染风险中，并且免疫力较低，因此持续感染 HPV16。高危型 HPV16 感染导致疾病持续进展，而疾病进展加重了患者焦虑和抑郁情绪，长此以往使患者处于恶性循环中。因此，在诊治过程中，除了关注疾病治疗，还应科普高危型 HPV 感染的致病因素，嘱咐患者加强自身保护和心理健康。

　　总体而言，VaIN 的治疗应综合考虑病灶情况（部位、范围、级别）和患者情况（年龄、生育要求等）。子宫切除术后 VaIN 的诊治应注意以下几点：①因 CIN 或 CC 行子宫切除术前应进行全面的阴道检查。② CIN/CC 合并 VaIN 治疗宫颈病变的同时应重视 VaIN 的治疗（应在病检报告中反映阴道断端情况）。③子宫切除术后应规律随访，以期早期发现 VaIN。④应根据患者情况进行个体化治疗，单一治疗方式无效时可采用其他治疗方法。⑤不能排除阴道癌的患者应进行仔细活检确诊。⑥ VaIN 治疗后应严密随访，缩短随访间隔时间，可短期多次激光治疗。目前建议随访包括细胞学、HPV 检测和阴道镜检查。细胞学采样应涉及全阴道，重点是阴道上段、残端及两侧陷凹处。

四川大学华西第二医院　丁婷

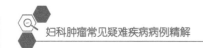

病例点评

有 HPV 感染和宫颈病变的患者，临床上往往重视宫颈的治疗而忽略阴道是否存在病变。迄今为止，VaIN 依然是少见的下生殖道癌前病变，大多在子宫病变筛查或因其他指征随访时意外发现。VaIN占下生殖道上皮内疾病的 0.4%，可影响所有年龄段的女性，在免疫抑制者中更为常见。随着宫颈癌筛查的开展，宫颈病变规范化诊治工作的推进和阴道镜技术的提高，VaIN 的检出率呈上升趋势。VaIN的发生与 HPV 感染、CIN 或宫颈癌病史、既往子宫切除术、免疫抑制、盆腔放疗等因素有关。但是，因为阴道特殊的解剖结构和 VaIN 较低的发病率，致使 VaIN 的诊断、治疗及随访没有引起足够的重视，更是缺乏大宗前瞻性诊断或治疗试验及规范性管理策略。

CIN 或 CC 行子宫切除术的患者发生 VaIN 的风险较高。VaIN 的早期诊断和及时治疗可以降低阴道癌的发生率。意大利阴道镜和宫颈病理学会的多中心研究发现与未切除子宫的女性相比，具有高级别 VaIN 且既往子宫切除的女性患浸润性阴道癌的风险增高（16.7% *vs.* 1.4%，$P < 0.0001$）。瑞典一项基于人群的队列研究将所有女性分为四个暴露组，分别是术前没有 CIN Ⅲ 病史、术前有 CIN Ⅲ /AIS病史、术中普遍存在 CIN 和非子宫切除术组，结果发现与没有危险因素的子宫切除妇女相比，在手术时患有 CIN 或有 CIN Ⅲ 病史的子宫切除妇女患阴道癌的风险显著增加（$P < 0.001$）；与未切除子宫的妇女相比，有 CIN Ⅲ 病史的子宫切除妇女的风险增加约 15 倍。上海交通大学一项研究发现有和无 CIN 病史的子宫切除术患者的 VaIN发生率存在显著差异 [7.3%（61/834）*vs.* 0.3%（20/7747），$P < 0.05$]。因此，也提醒临床医生对于因宫颈病变行子宫切除术的患者应尤其

重视阴道病变。

HPV 感染是女性下生殖道疾病的原因之一，尤其是宫颈癌前病变、宫颈癌和阴道上皮内瘤变。目前，大家对 HPV 的认识还局限在女性，往往忽略了对男性的检查和治疗。比如这个病例，随访患者长期治疗也在坚持随访，但是病变仍旧进展并且发展为阴道原位癌。因为她同房不戴避孕套，并且伴侣有婚外性伴侣，这让她持续暴露于 HPV 感染环境中，这种情况下任何治疗或药物都没办法清除HPV。所以，在以后的临床工作及药物研发中，不仅要关注女性，也要关注男性 HPV 感染状况。

目前 VaIN 的治疗方式不多，最常见的是激光治疗，但是激光治疗对于隐匿性病变和大范围病变的治疗效果不佳。其他治疗方式，如手术切除、放射治疗的并发症较多。现在逐渐有一些高效、并发症少的治疗方式，如高频氩气刀、光动力疗法等，还有一些派特灵之类的药物。但是目前开展这些治疗的医院很少，患者没办法及时得到更有效的治疗。

航空总医院　曹泽毅

四川大学华西第二医院　郄明蓉

海南省人民医院　朱根海

参考文献

[1] GURUMURTHY M，LEESON S，TIDY J，et al. UK national survey of the management of vaginal intraepithelial neoplasia[J]. J Obstet Gynaecol，2020，40（5）：694-698.

[2] LI H，GUO Y L，ZHANG J X，et al. Risk factors for the development of vaginal

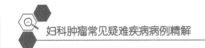
intraepithelial neoplasia[J]. Chin Med J（Engl），2012，125（7）：1219-1223.

[3] BOONLIKIT S，NOINUAL N. Vaginal intraepithelial neoplasia：a retrospective analysis of clinical features and colpohistology[J]. J Obstet Gynaecol Res，2010，36（1）：94-100.

[4] KHAN M J，MASSAD L S，KINNEY W，et al. A common clinical dilemma：Management of abnormal vaginal cytology and human papillomavirus test results[J]. Gynecol Oncol，2016，141（2）：364-370.

[5] SASLOW D，SOLOMON D，LAWSON H W，et al. American Cancer Society，American Society for Colposcopy and Cervical Pathology，and American Society for Clinical Pathology screening guidelines for the prevention and early detection of cervical cancer[J]. CA Cancer J Clin，2012，62（3）：147-172.

[6] 宋昱，隋龙，汪清，等 . 1467 例阴道上皮内瘤变的液基细胞学及 HPV 检测的回顾性分析 [J]. 复旦学报（医学版），2018，45（4）：530-535.

[7] CONG Q，SONG Y，WANG Q，et al. A Retrospective Study of Cytology，High-Risk HPV，and Colposcopy Results of Vaginal Intraepithelial Neoplasia Patients[J]. Biomed Res Int，2018，2018：5894801.

[8] 中国医师协会微无创医学专业委员会妇科肿瘤专委会，中国优生科学协会女性生殖道疾病诊治分会，中国优生科学协会肿瘤生殖学分会 . 阴道上皮内瘤变诊治专家共识（2020）[J]. 中国实用妇科与产科杂志，2020，36（8）：722-728.

病例 17 外阴鳞状细胞癌

病历摘要

患者 56 岁，以"发现外阴赘生物 1 年余"为主诉于 2021 年 1 月 16 日入院。

【现病史】患者绝经 13 年，25 岁结婚，爱人体健，夫妻感情和睦；孕 3 产 2 引 1，1989 年孕 8 月余因胎死宫内引产 1 次；1990 年足月顺娩 1 男活婴，1995 年足月顺娩 1 女活婴，现均体健。1 年余前发现外阴赘生物约黄豆大小，伴瘙痒，局部皮肤增厚、发白，不伴疼痛及发热现象，未治疗，近半年来赘生物逐渐增大。1 周前于当地医院行外阴赘生物切除术，病理回示：外阴低分化鳞状细胞癌，术后外阴少量渗血伴瘙痒。现为求进一步诊治至我院，门诊以"外阴癌"收入院。患病以来，神志清，精神可，饮食、睡眠可，大小便正常，体重无明显变化。

【既往史】2013 年因"胆囊息肉"行胆囊切除术；2013 年因血小板低行脾切除术；2014 年因"鼻囊肿"行微创手术；2019 年因"腰椎肿瘤（良性）"行微创手术；7 天前于当地医院行外阴赘生物切除术。无外伤史，无药物、食物过敏史。

【家族史】父母已故，1 个兄长、1 个弟弟、2 个姐姐均体健，其中 1 个姐姐因心脏病已故。否认家族遗传病及传染病。

【体格检查】

（1）一般查体：生命体征平稳，未见明显异常。

（2）妇科检查：外阴：已婚经产式，左侧阴唇间沟上可见手术

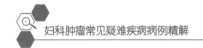

痕迹；阴道：通畅，容2指，阴道黏膜充血，分泌物不多；宫颈：正常大小，可见充血点，后唇部分上皮缺失，有接触性出血，无摇举痛；宫体：前位，萎缩，质中，活动度可，无压痛；双侧附件区：未触及明显异常。

【辅助检查】

（1）病理（2021-01-15，外院）：（外阴）低分化鳞状细胞癌。我院病理会诊且病理结果示：外阴鳞状细胞癌，免疫组化：P16（＋），P40（＋），Ki-67（60%＋），CK（＋），S-100（－），P53（野生型）。

（2）盆腔MRI平扫＋增强（3T磁共振）诊断结论：①绝经后子宫、肌壁信号欠均匀。②盆腔积液。③前庭大腺囊肿首先考虑。④盆腔静脉迂曲增粗，静脉淤张。⑤宫颈基质黏膜稍增厚，必要时结合细胞学检查。⑥外阴部呈术后改变。⑦阴道后壁形态略欠规则、厚薄欠均匀，必要时进一步明确；建议结合临床。

（3）肿瘤标志物（CEA、CA12-5、HE4、ROMA Ⅰ、ROMA Ⅱ）均未见明显异常。

（4）HPV：阴性；TCT：未见上皮内病变细胞及恶性细胞。

【初步诊断】外阴鳞状细胞癌。

【诊疗过程】入院后完善相关检查，行阴道镜检查＋宫颈、阴道壁活检＋宫颈管搔刮术，阴道镜所见：左侧阴唇间沟上段可见手术瘢痕，阴道黏膜及宫颈广泛充血，可见出血点，宫颈暴露充分，后唇部分上皮缺失，鳞柱交界不可见，Ⅲ型转化区，醋酸染色后宫颈及阴道壁未见显著病变，碘染部分着色，于宫颈及阴道前穹隆、后穹隆碘染不着色处取活检。阴道镜拟诊：不充分阴道镜检查（鳞柱交界不可见，出血）。病理常规诊断：（宫颈组织）宫颈慢性炎伴鳞化，（阴道后穹隆组织）黏膜慢性炎，（阴道前穹隆组织）鳞

笔记

状上皮慢性炎，（宫颈管搔刮组织）均为黏液。后与患者及家属充分沟通病情及诊疗方案后，于 2021 年 1 月 26 日在全麻下行"根治性部分外阴切除术＋单孔腹腔镜下双侧腹股沟淋巴结清扫术"，术前评估病变部位及手术范围：患者外阴病灶位于阴蒂上方，中线部位 2 cm 内，外院已切除病灶，手术范围小，与当地医院及病理科沟通后不能明确病变浸润深度。

（1）手术过程：根治性部分外阴切除术：标记外阴切除范围，即切除边缘距肿瘤的外缘 2 cm，内缘 1 cm，于外阴病变区及双侧小阴唇、阴蒂外 2 cm 处切开皮肤，保留尿道及周围正常黏膜，切除癌肿及其周围 2 cm 皮肤及皮下组织达筋膜表面。用 2-0 及 4-0 可吸收线间断缝合创面止血并成形外阴。单孔腹腔镜下双侧腹股沟淋巴结清扫术：于左侧腹股沟韧带上方约 2 cm 处做一长约 2.5 cm 的切口，钝性游离皮下脂肪间隙，置入一次性使用多通道腹腔镜入路系统，切开皮下组织至左侧腹股沟韧带上方，切除腹股沟韧带上方 2 cm、股三角、长收肌、缝匠肌界限内筋膜的所有淋巴结、脂肪组织，完整暴露左侧股动脉、股静脉、大隐静脉、腹壁浅静脉、阴部外静脉、股外侧浅静脉、旋髂浅静脉分支，清除的淋巴结经左下腹部切口取出，于左侧清扫淋巴结区域下方切开皮肤并于皮下放置引流管，外接负压引流装置，用可吸收线缝合皮肤切口；同法处理右侧腹股沟区淋巴结。

（2）手术标本检测与诊断（2021-01-26）：（左侧腹股沟淋巴结）灰黄脂肪组织一堆，大小约 7.5 cm×4 cm×1 cm，内检出淋巴结数枚。（右侧腹股沟淋巴结）灰黄脂肪组织一堆，大小约 5 cm×4 cm×1 cm，内检出淋巴结数枚。（外阴组织）外阴组织一块，灰白区域，于右侧阴唇下方可见一大小约 0.3 cm×0.2 cm×0.1 cm 的赘生物，涂

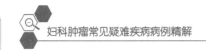

墨后取材。

（3）术后常规诊断：（左侧腹股沟淋巴结）未见转移癌（0/8）。（右侧腹股沟淋巴结）未见转移癌（0/6）。（外阴组织）结合免疫组化支持中分化鳞状细胞癌伴派杰样改变，1 mm＜浸润深度＜3 mm，阴蒂、阴唇及四周皮肤缘均未见病变，另见赘生物为纤维上皮性息肉。免疫组化结果：P63（＋），P16（＋），CKH（＋），Ki-67（约40%），CD34（－），CK7（＋），CD10（－），Ber-EP4（局灶弱＋），Bcl-2（＋），CEA（－），GCDFP-15（－），AR（局灶＋），HER-2（局部＋），P40（＋）。病理分级：T1bN0。

（4）术后处理及复查：术后给予预防感染及对症支持治疗。拔除腹股沟引流管后，患者诉右下肢水肿明显，查彩超（2021-02-07）：双侧腹股沟区积液（右侧腹股沟处皮下可探及范围约34.5 mm×3.7 mm的不规则液性暗区，距皮下约4.7 mm，周围组织回声增强；右侧腹股沟区另可探及范围约21.5 mm×10 mm的无回声。左侧腹股沟区可探及范围约49.7 mm×15.2 mm、54.2 mm×13.4 mm的周围组织回声增强区，两者似相通）。遂再次放置双侧腹股沟引流管，后复查彩超（2021-02-26）：腹股沟区积液（右侧腹股沟区可探及范围约24.8 mm×3.8 mm、16.0 mm×4.0 mm的无回声，内透声差。左侧腹股沟区可探及范围约34.4 mm×8.6 mm的周围组织回声增强区）。

1）复查下肢深静脉血管彩超（2021-02-13）：左侧小腿肌间静脉可探及范围约23 mm×4.6 mm的低回声（血栓形成？），因患者拒绝使用皮下注射低分子肝素钙注射液，嘱其口服瑞舒伐他汀钙。复查血常规（2021-02-13）：白细胞2.93×10⁹/L，白蛋白31 g/L，给予输注白蛋白及口服地榆升白片对症治疗。

2）出院前复查腹股沟区彩超（2021-02-26）：右侧腹股沟区可

探及范围约 24.8 mm×3.8 mm、16 mm×4 mm 的无回声，内透声差；左侧腹股沟区可探及范围约 34.4 mm×8.6 mm 的无回声，周边回声增强。遂拔除腹股沟区引流管。嘱出院后定期复查腹股沟积液及下肢血栓，院外继续口服瑞舒伐他汀钙。

【出院诊断】外阴鳞状细胞癌Ⅰ B 期；左侧小腿肌间静脉血栓。

【随访】患者院外继续口服瑞舒伐他汀钙，每 1 ～ 2 个月于我院门诊复查 1 次。复查彩超（2021-06-01）：双侧腹股沟区未见积液。最新门诊复查（2021-09-28）结果：外阴创面愈合良好。阴道容 2 指，残端好，阴道深 4 cm。盆底区未见异常。双下肢深静脉血管彩超提示：血栓逐渐变小（11 mm×2.5 mm 低回声）。双侧腹股沟区淋巴结彩超提示：双侧腹股沟区均可见多枚淋巴结，形态规则；右侧淋巴门可见，内部结构分界清，左侧淋巴门消失。子宫及附件彩超：盆腔积液（范围约 35 mm×7 mm）。

病例分析

外阴癌是一种少见的恶性肿瘤，占所有女性生殖道恶性肿瘤的 3% ～ 5%，多发生于绝经后的老年妇女，外阴恶性肿瘤主要病理类型中鳞状细胞癌占 80% ～ 90%。对有多年外阴瘙痒史并伴有外阴白斑或经久不愈的糜烂、外阴结节、乳头状瘤、尖锐湿疣及溃疡等可疑病变者，应及时取活体组织行组织病理学检查。必要时在阴道镜指导下行病变部位活检。对于肿瘤直径＞ 2 cm 的外阴癌可直接在肿瘤部位钳夹取活检。对于肿瘤直径≤ 2 cm 的早期外阴恶性肿瘤可在局部麻醉下行肿物完整切除活检，包括肿瘤、肿瘤周围皮肤和皮下组织，或采用 Keyes 活检器，经连续病理学切片检查，准确评价肿

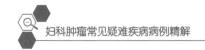
瘤的浸润深度。对于肿瘤直径≤2 cm的患者需明确浸润深度以确定是否行腹股沟淋巴结切除术。手术范围包括外阴肿瘤切除和腹股沟淋巴结切除，必要时切除增大的盆腔淋巴结。

外阴癌的分期主要采用美国癌症联合委员会（American Joint Committee on Cancer，AJCC）及FIGO分期系统。外阴癌的治疗强调以手术为主的个体化治疗，主要手术方式包括外阴肿瘤切除术、腹股沟淋巴结切除术和外阴重建。外阴肿瘤切除术式包括单纯部分外阴切除术、根治性部分外阴切除术和根治性全外阴切除术。单纯部分外阴切除术需要承担若术后病理显示手术切缘为阳性时，行二次手术切除的风险。腹股沟淋巴结切除术式包括腹股沟淋巴结根治性切除术（腹股沟淋巴结清扫术）、前哨淋巴结活检和淋巴结活检术。早期肿瘤以手术为主，局部晚期肿瘤需手术结合放疗，晚期、转移肿瘤可进行姑息、对症及支持治疗。

当在肿瘤同侧腹股沟淋巴结切除术中发现任何增大或可疑转移的淋巴结，需行快速冰冻病理检查确定是否转移，如果病理为阳性，则建议切除对侧腹股沟淋巴结。对于外阴肿瘤＜4 cm的单灶性病变、临床无腹股沟淋巴结转移证据的患者可以采用前哨淋巴结活检术。对于外阴原发肿瘤病灶超过外阴和（或）有大块腹股沟淋巴结阳性者，则为晚期外阴癌。

郑州大学第三附属医院　李蕾　刘冬霞　洪莹

病例点评

根据该患者的临床症状及查体情况，组织病理学检查是诊疗的第一步。该患者来院时，已行手术治疗，但外阴肿瘤大小不明，通过咨询初诊手术医生后得知肿瘤直径小于 2 cm，但浸润深度不能确定，影响了准确判断及后续的治疗方案。

该患者初诊手术时选择了外阴赘生物切除术，且术后病理提示不能明确浸润深度及切缘情况，故行二次手术，通过扩大手术范围及腹股沟区淋巴结清扫进一步明确了肿瘤的浸润及病理分级情况。患者术后出现反复腹股沟区积液、下肢水肿，需要考虑的问题有：①拔除腹股沟引流管的时间是否合适。②腹股沟前哨淋巴结活检术的必要性。③双侧腹股沟淋巴结清扫是否能让患者获益更大。

郑州大学第三附属医院　　任琛琛

参考文献

[1] 周琦，吴小华，刘继红，等 . 外阴癌诊断与治疗指南（第四版）[J]. 中国实用妇科与产科杂志，2018，34（11）：1230-1237.

[2] 中国抗癌协会妇科肿瘤专业委员会 . 外阴恶性肿瘤诊断和治疗指南（2021 年版）[J]. 中国癌症杂志，2021，31（6）：533-545.

[3] 林仲秋，谢玲玲，林荣春 .《FIGO 2015 妇癌报告》解读连载五——外阴癌诊治指南解读 [J]. 中国实用妇科与产科杂志，2016，32（1）：47-53.

[4] 谢玲玲，林仲秋 .《2022 NCCN 外阴鳞癌临床实践指南（第 1 版）》解读 [J]. 中国实用妇科与产科杂志，2021，37（11）：1137-1140.

[5] 丁岩，张梦蕾，丁景新，等 . 外阴癌腹股沟淋巴结清扫术的研究新进展 [J]. 中国计划生育和妇产科，2019，11（10）：24-29.

[6] 谢玲玲，林荣春，林仲秋 .《FIGO 2018 癌症报告》——外阴癌诊治指南解读 [J]. 中国实用妇科与产科杂志，2019，35（6）：660-665.

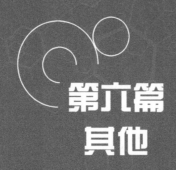

第六篇
其他

病例 18 盆底富细胞性神经鞘黏液瘤

📋 病历摘要

患者 55 岁，主因"肛周疼痛 22 年，加重 2 年"入院。

【现病史】患者自 1999 年开始无明显诱因出现间断性肛周疼痛，改变体位疼痛不缓解，无肛门坠胀感，无大便改变，无异常阴道出血及阴道流液。近 2 年来疼痛加重，呈持续性，不能忍受，就诊于当地医院，妇科检查于阴道左侧壁可触及质硬包块，行肠镜检查未见明显异常。给予口服药物止痛对症治疗，效果不佳，患者为进一步治疗就诊于我院，门诊于 2021 年 7 月 28 日以"阴道壁肿物"收入院。

【既往史】高血压病史3年，现口服药物控制血压平稳，余无系统疾病史。否认家族遗传性疾病及传染病史，家族中无类似疾病患者。

【个人史】生于原籍，无长期外地居住史，无疫区、疫情、牧区等居住史，无化学性物质、放射物及毒物接触史，无吸烟、饮酒史。

【体格检查】

（1）一般查体：各系统检查无明显异常，浅表淋巴结均未触及肿大。

（2）妇科检查：①外阴：已婚型。②阴道：通畅，阴道左侧壁距阴道外口约3 cm处可触及一直径约1.5 cm质硬肿物，压痛（+），活动差。③宫颈：肥大，光滑。④子宫：前位，大小正常，活动可，无压痛。⑤附件：双附件区无压痛，未触及明显包块。⑥三合诊：直肠左侧间隙与左侧骨盆壁间可触及一大小约5 cm×3 cm×2 cm质硬肿物，表面不平，活动差，压痛明显。

【辅助检查】

（1）肿瘤标记物：SCC鳞状上皮抗原1.8 ng/mL，人附睾蛋白4为51.75 pmol/L。

（2）盆腔磁共振：宫颈左旁、左侧闭孔可见多发团块状、结节状长 T_1 长 T_2 信号影，DWI呈高信号影，增强扫描可见强化，较大截面范围约2.9 cm×1.7 cm（上下径 × 前后径）。影像学提示宫颈左旁、左侧闭孔多发团块影，转移可能性大。

（3）PET-CT检查：阴道左侧壁外条片状组织影，伴代谢轻度增高，考虑良性病变，瘢痕增生；阴道、直肠左侧间隙不规则软组织影，伴代谢增高，左侧肛提肌受累，考虑良性病变。

【治疗过程】入院后行超声引导下盆底肿物穿刺活检术。

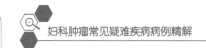

（1）术后病理结果：（阴道左后壁）梭形细胞肿瘤伴间质显著黏液变性。

（2）免疫组化结果：CK（－），EMA（－），Vimentin（－），SMA（＋），Desmin（部分＋），MyoD1（－），CD34（＋），CD117（－），Do g-1（－），S-100（－），Ki-67（1%＋），结合临床病史，考虑黏液型平滑肌肿瘤可能性大。

（3）中国人民解放军总医院第七医学中心病理会诊结果回报：梭形细胞肿瘤伴间质显著黏液变性，结合免疫组化，考虑富细胞性神经鞘黏液瘤可能性大。原单位免疫组化结果: CD34（＋＋＋），SMA（＋），S-100（－），MyoD1（－），EMA（－），CK（－），Ki-67（＜2%＋），CD117（－），Do g-1（－）。

（4）请中国人民解放军总医院第一医学中心普外科查体并会诊：患者疼痛与阴道后壁肿物（直肠黏膜下肿物）关系密切，但手术切除病灶患者疼痛症状可能部分缓解或完全不能缓解，且该肿物与直肠黏膜近，手术切除病灶有损伤直肠黏膜风险，可能需要行乙状结肠造瘘术，必要时可预防性行乙状结肠造瘘。

（5）术前请我院肛肠科、骨科及普外科联合会诊并进行术前讨论: ①患者阴道左后壁肿物与肛提肌关系密切，术中可能损伤肛提肌，影响自主排便，肿物表面与直肠黏膜无粘连，但与直肠黏膜距离近，手术中损伤直肠黏膜的可能性大，若发生直肠黏膜损伤，需要行肛门造瘘术。②患者疼痛与肿物关系密切，触诊时剧烈疼痛，但术后可能疼痛缓解不明显，有持续疼痛可能。③肿物位置深，盆腔磁共振提示宫颈左旁、左侧闭孔多发团块影，此处神经血管丰富，有损伤可能，术前需备血。④术后追查病理结果，若结果回报为恶性肿瘤，有需要再次手术可能。充分向患者及家属交代上述风险，患者及家属表示知情理解，仍强烈要求行手术切除肿瘤并签署相关同意书。

（6）手术过程：使用阴道拉钩暴露阴道，见阴道通畅，阴道左侧壁可见一直径约 1.5 cm 质硬肿物，距离阴道外口约 3 cm，宫颈正常大小，光滑。电刀切除阴道壁上肿物。用生理盐水自左侧阴道壁注入阴道直肠间隙，切开左侧阴道壁，阴道壁与直肠间隙可触及一大小约 5 cm×3 cm×2 cm 肿物，质硬，表面不平，活动差。用 Allis 钳夹该肿物，分离肿物与周边组织，完整剥离该肿物。创面电凝止血，使用 1-0 可吸收缝合线连续缝合阴道壁，留置引流条。阴道填塞纱布 2 块。切除的肿物患者及家属过目后送病理检查。

（7）术后病理：（盆底）多结节状梭形细胞肿瘤伴间质显著黏液变性，肿瘤细胞仅具有轻度核异型性，核分裂象罕见；免疫组化结果：SMA（+），Desmin（+），CD34（+），CD117（-），S-100（-），CD（-），ER（+），PR（-），Ki-67（1%+）；考虑为富细胞性神经鞘黏液瘤。

（8）中国人民解放军总医院第七医学中心病理会诊结果：（盆底）梭形细胞肿瘤伴显著黏液变性，瘤组织呈多结节状生长，核轻度异型性，核分裂象不易见。结合免疫组化结果，考虑为富细胞性神经鞘黏液瘤。

【诊断】盆底富细胞性神经鞘黏液瘤。

【随访】该患者现为术后第 70 天，现无盆底疼痛，复查盆腔磁共振肿瘤未见复发。

病例分析

神经鞘黏液瘤是一种临床较为罕见的良性间叶组织肿瘤。1969 年 Harkin 和 Reed、1980 年 Gallager 和 Helwig 分别对此瘤做了报道，认为可能起源于神经鞘膜。其发病年龄范围较广为 2 ～ 76 岁，多见于儿童和青年，25 岁以后则逐渐少见；女性较男性多见。发病部位分布较广，可发生于身体的任何部位，多见于面部（鼻颧、鼻唇、前额下区）、肩部和臀部皮肤，少数见于躯干、下肢皮肤、口腔、舌、咽下部、乳腺和椎管内。临床上除发现肿块外，有无症状取决于肿块发生的部位。

神经鞘黏液瘤从组织学形态上可分为细胞性神经鞘黏液瘤（neuro the keoma，NTK）和真皮神经鞘黏液瘤（dermal nerve sheath myxoma，DNSM）两种，其主要区别在于细胞数量、黏液占肿瘤比例及瘤细胞的组织学来源不同。

（1）NTK 大体上多呈灰褐色，质地坚实，也可含有黏液样区域，光镜下，52% 累及真皮，48% 累及浅表皮下组织，肿瘤周界不清，可浸润脂肪组织，或可见内陷的骨骼肌。肿瘤呈小叶状或微小叶状分布，小叶间胶原纤维间隔较窄，小叶内黏液含量明显少于DNSM，主要由梭形细胞和肥胖的类圆形上皮细胞组成，后者含有丰富的嗜伊红色胞质，有时还可见合体性的多核细胞。核多深染，多数肿瘤显示轻度异型性，可见核分裂象，平均为 3/10 个 HPF，部分肿瘤含有极少量黏液或基本不含黏液。此型也称为富细胞性神经鞘黏液瘤，虽然肿瘤细胞具有明显异型性，但很少见复发。免疫组化结果提示 NKI-C3、CD10 和 NSE 阳性，部分病例可 SMA 阳性。超微结构显示瘤细胞具有纤维母细胞性分化，部分瘤细胞可能具有肌纤维母细胞分化。

（2）DNSM 大体上多呈边界清楚的灰白色或灰褐色小结节，质软或呈黏液样。组织病理可见局限于真皮内或累及皮下的无包膜肿物，光镜下，小叶内细胞稀少，主要由星状或梭形细胞构成，偶见圆形上皮样细胞。瘤细胞排列疏松，间质内含有大量透明质酸或硫酸黏液，AB 染色阳性。瘤细胞胞质呈淡嗜伊红色，常见细长胞质突起，胞质内有时可见空泡。小叶内瘤细胞无异型性，核分裂象罕见。免疫组化示瘤细胞通常 S-100、PGP9.5、Leu-7 和 GFAP 阳性。超微结构示瘤细胞具有施万细胞分化。

但是最新的研究显示这是两种不同的疾病：DNSM 代表了真正的神经鞘黏液瘤，具有施万细胞的神经鞘分化成分，而 NTK 则不具有施万细胞分化。对 DNSM 和 NTK 基因表达谱的进一步分析显示，在 DNSM 患者中会出现周围神经鞘维护或发育的基因上调，而在 NTK 和皮肤纤维组织细胞瘤这一组患者中则出现编码金属蛋白酶和糖蛋白的基因上调，这提示 DNSM 与神经鞘黏液瘤相近，而 NTK 与纤维组织细胞来源的肿瘤更相近。有文献建议将 NTK 命名为"神经鞘黏液瘤样纤维组织细胞瘤"，以便与真正的 DNSM 区别开来。目前，这一新观点由于基因检测数据及病理组织资料不充分，尚未得到普遍认可，还需要更多病例来证实。

治疗上以手术完整切除和术后随访为主。生物学行为上呈良性，但有少数患者可发生局部复发，特别是切除不完全者或切缘阳性者。

中国人民解放军总医院第三医学中心　张颖莹

病例点评

神经鞘黏液瘤是临床上一种较为罕见的良性间叶组织肿瘤，虽然临床报道可见于身体任何部位，但在妇产科临床工作中尤为罕见。该患者的肿瘤位于直肠左侧间隙与左侧骨盆壁间，与直肠黏膜距离较近，有直肠损伤、造瘘风险，且肿物位置较深，此处神经、血管丰富，手术难度及风险较大。但患者疼痛症状明显，有迫切的手术需求。故术前需做好充分的评估及术前准备，请普外科、肛肠科会诊，充分向患者及家属交代手术风险。术中对术者的手术技巧有较高的要求，需要小心细致操作，尽量完整切除肿瘤的同时，又要保证避免副损伤的发生。对于该例患者的手术治疗非常成功，肿瘤切除后患者的疼痛症状明显缓解，且未发生明显的手术并发症。但该类肿瘤有术后局部复发的风险，术后需做好随访，避免肿瘤复发。

中国人民解放军总医院第三医学中心　李卫平

病例 19 巨大阔韧带肌瘤囊性变

病历摘要

患者 40 岁，发育良好。主因"发现左侧附件包块 3 年"入院就诊。

【现病史】患者平素月经规律。近 4 个月无明显诱因出现月经紊乱，（15～30）天／（30～45）天，量少，无痛经。3 年前彩超发现"左侧附件包块"。于定期复查中发现肿物增大。无自觉症状，大小便正常。2008 年行子宫下段剖宫产术，余无特殊记载。

【体格检查】

（1）一般查体：体温 36.5 ℃，脉搏 93 次／分，呼吸 23 次／分，血压 112/88 mmHg；腹软，无压痛，腹部未触及明显包块。

（2）妇科检查：子宫前位，正常大小，宫体偏于右侧；于左侧附件区触及手拳大小囊性肿物，与子宫分界不清，无压痛；右侧附件区未见异常。

【辅助检查】肿瘤标志物及其他实验室检查均正常。近 3 年的彩超单均提示左侧卵巢囊肿。盆腔彩超（2021-08-30）：盆腔左侧探及大小约 11.7 cm×10.6 cm×8.4 cm 的囊实性结构，部分呈网格状，其内可见血流信号（图 19-1）。腹部 CT（平扫＋增强）：子宫受压移位，左侧卵巢区可见囊实性占位，形态不规则，大小约 146 mm×79 mm×100 mm，T_2WI 呈稍高信号，其内散在线条状结节状低信号，DWI 病灶实性成分呈高信号弥散受限；T_1WI 呈等信号，其内散在片状低信号，增强后囊性无明显强化，实性成分呈明显强化（图 19-2）。

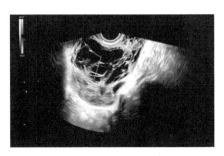

图 19-1 盆腔彩超

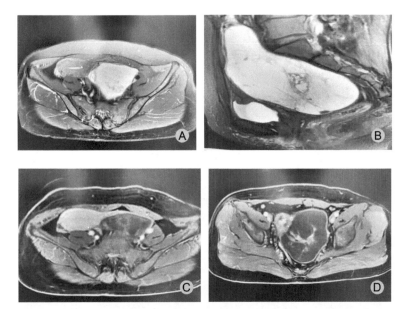

注：图 A、B 盆腔平扫；图 C、D 盆腔增强。
图 19-2 腹部 CT（平扫 + 增强）

【诊断】左侧巨大阔韧带肌瘤囊性变。

【治疗】

（1）腹腔镜子宫肌瘤剔除术：子宫直肠窝偏左延续至左侧阔韧带内有一直径约 15 cm 大小囊性肿物，质软，囊皮与子宫肌层无区别，表面光滑。肿物位于左侧阔韧带底部与子宫一体无分隔。打开肿物包膜，可见囊性肿物表面充满血管，沿着组织间隙剔除囊肿，囊肿蒂附着于子宫左侧峡部。肿物放病理袋中打开，见包膜为肌性组织，厚约 2.5 cm，囊内涌出清亮液体，量约 400 mL，肿物表面可见淡黄色炎性水泡样小囊肿。肿物剥除后的囊腔清晰可见输尿管、子宫动脉走行。子宫完整，双侧附件无异常。左侧阔韧带后叶呈开放状，瘤腔完整，无活动性出血（图 19-3）。

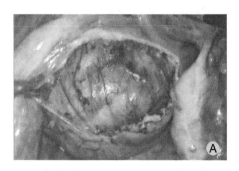

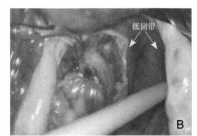

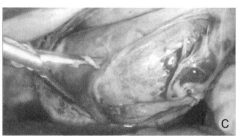

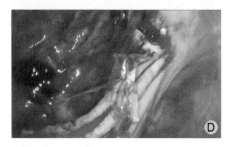

注：A 单极电钩打开肿物包膜，可见囊性肿物表面充满血管；B～C 剥除肿物过程中可见肿物表面有多个淡黄色炎性水泡样小囊肿；D 剥除囊肿后的囊腔可清晰地看见输尿管、子宫动脉走行。

图 19-3　囊性肿物剥除术

（2）术后病理回报：平滑肌瘤伴变性、坏死、局部细胞较丰富（图 19-4）。

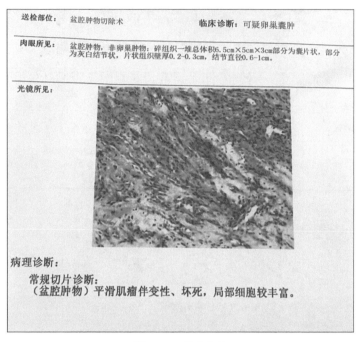

送检部位：	盆腔肿物切除术	临床诊断：可疑卵巢囊肿

肉眼所见：　盆腔肿物，非卵巢肿物：碎组织一堆总体积6.5cm×5cm×3cm部分为囊片状，部分为灰白结节状，片状组织壁厚0.2-0.3cm，结节直径0.6-1cm。

光镜所见：

病理诊断：
　　常规切片诊断：
　　（盆腔肿物）平滑肌瘤伴变性、坏死，局部细胞较丰富。

图 19-4　术后病理

病例分析

　　阔韧带肌瘤是指肌瘤生长在子宫两侧壁并向两侧宫旁阔韧带内生长的肌瘤，此类肌瘤常与输尿管、膀胱及髂血管的解剖关系密切。文献报道，阔韧带肌瘤的发病率占子宫肌瘤的比率约为9%，超过10 cm 的巨大阔韧带肌瘤的发生率约为 0.228%，仅占阔韧带肌瘤发生率的 2.5%。阔韧带肌瘤位于子宫侧旁，因血供不足常合并变性、坏死，影像学诊断极易误诊为附件肿物，文献报道其术前误诊率高达 85.7%。

　　阔韧带肌瘤变性与卵巢囊肿及卵巢恶性肿瘤的鉴别：①妇科检查：阔韧带肌瘤相对固定，活动度差，常使子宫偏于一侧；卵巢囊肿边界清，活动性良好；卵巢恶性肿瘤的活动性差，多有双侧附件

笔记

包块，常合并有腹水。②实验室检查：卵巢肿瘤多伴有肿瘤标记物异常，如 CA19-9、CA12-5、CEA 或 HE4 的升高。③彩超、CT、MRI 能给予辅助鉴别诊断。

阔韧带肌瘤一般以手术治疗为主。由于其生长部位比较特殊，阔韧带内血液供应丰富，周围静脉丛密集，壁薄，处理肌瘤时极易损伤血管，止血困难；另外，肌瘤增大后易嵌顿于盆腔，压迫膀胱、输尿管、直肠等器官，导致周围脏器移位，失去正常解剖结构，增加手术难度和手术并发症的发生。对于 > 10 cm 的子宫肌瘤多选择开腹手术，2017 年的《子宫肌瘤的诊治中国专家共识》中也推荐 > 10 cm 的特殊部位肌瘤采用开腹手术的方案。据文献报道，既往开腹阔韧带肌瘤剥除术失血量可达 100 ～ 2500 mL，腹腔镜阔韧带肌瘤剥除术失血量为 6 ～ 145 mL。而本例患者采用腹腔镜手术方式，术中失血量约 50 mL，无输尿管及膀胱的副损伤。

手术技巧：①首先确定肿物位置，分析它与邻近脏器的比邻关系。②选择瘤体最凸出的部位打开包膜，在位于瘤体横径的 2/3 处以钝锐性的方式小心分离阔韧带与肿物包膜之间的疏松组织，边凝血边剔除直至瘤体基底部。剔除过程中仔细辨认输尿管及髂血管走行，必要时游离输尿管。手术操作一定要轻柔，避免盲目撕拉和凝切。③术后放置引流管。

内蒙古科技大学包头医学院第一附属医院　　田丽君

病例点评

临床医生应该通过临床症状、肿瘤标志物及体格检查加强对阔韧带肌瘤的认识，提高术前诊断率。对比彩超、磁共振进一步提高疾病的确诊率。

术前要充分评估，尤其是要熟练掌握腹腔镜下特殊部位子宫肌瘤的处理策略和手术技巧，使得手术顺利进行并减少术中、术后并发症的发生。

首都医科大学附属北京安贞医院　　李斌

参考文献

[1]　王岚，谢婉莹.巨大子宫阔韧带肌瘤的临床特点分析[J].天津医药，2012，40（10）：1073-1074.

[2]　郭钰珍.阔韧带肌瘤临床及误诊原因分析[J].中国妇幼保健，2008，23（8）：1148-1149.

[3]　郎景和.子宫肌瘤的诊治中国专家共识[J].中华妇产科杂志，2017，52（12）：793-800.

[4]　郝敏.特殊部位子宫肌瘤诊治策略[J].中国实用妇产科杂志，2016，32（2）：151.

[5]　刘丽利，关华，王奕芳.腹腔镜手术治疗子宫阔韧带肌瘤50例临床分析[J].中国实用医药，2016，11（25）：37-39.

病例 20 以卵巢癌为表现的原发性胆囊癌

病历摘要

患者 46 岁，G2P2。2021 年 6 月 10 日因 "B 超发现盆腔包块 1 周" 入院。

【现病史】患者平素月经规则，经期 4～5 天，周期 30 天，月经量中，无痛经，末次月经为 2021 年 5 月。既往未曾行体检，1 个月前患者平躺时自扪及下腹部包块，自诉较小，未予重视。半月前自觉腹围增大，未予重视，1 周前自扪及下腹部包块明显增大，就诊于当地医院，盆腔 B 超提示：盆腔可探及巨大囊实性包块，约 15 cm。患者为求进一步诊治就诊于我院，盆腔 MR 提示：盆腔两枚较大囊实性肿块，大小分别约 17.2 cm×14.2 cm×7 cm、6.7 cm×5.4 cm×4.1 cm，考虑卵巢恶性肿瘤可能。门诊拟 "盆腔包块性质待查：卵巢恶性肿瘤？" 收住我科。病程中患者无发热、腹痛、腹胀等不适，饮食睡眠可，小便正常，有便秘，体重减轻约 3 kg。

【既往史】患者既往体健。

【体格检查】

（1）一般查体：腹膨隆，腹部柔软，无压痛、反跳痛，下腹部扪及约 15 cm 包块，活动度差，无压痛。

（2）妇科检查：外阴为婚产式；阴道通畅，黏膜正常；宫颈光滑；子宫前位；附件盆腔扪及巨大囊实性包块，大小约 20 cm×15 cm，活动度差；三合诊：子宫直肠凹可扪及数个质硬结节，较大者约 2 cm×3 cm，压痛阳性；肛检：直肠前方扪及结节样凸起，紧压肠管，直肠黏膜光滑，指套无血染。

笔记

【辅助检查】

（1）2021 年 6 月 10 日检查 CA12-5：420.50 U/mL；CA19-9：1350.60 U/mL；甲胎蛋白 2.29 ng/mL；癌胚抗原 9.67 ng/mL；盆腔磁共振平扫＋增强结果，盆腔内见两枚较大类圆形囊实性肿块影，右侧大小为 17.2 cm×7.0 cm×14.2 cm，左侧大小为 6.7 cm×5.4 cm×4.1 cm；DWI 序列呈不均匀明显高信号，ADC 值约 0.9×10^{-3} mm^2/s，增强扫描实性成分呈明显强化。左侧肿块与子宫体左侧壁、邻近肠管分界欠清。盆腔腹膜增厚，子宫直肠陷凹、膀胱右后壁见软组织结节，边界欠清，较大者直径约 1.4 cm。影像学结论：①盆腔两枚较大囊实性肿块，考虑恶性卵巢来源囊腺癌可能。②腹膜增厚、子宫直肠陷凹、膀胱右后壁见软组织结节，考虑转移瘤可能。

（2）上腹部 CT 平扫＋增强（2021-06-11）：肝脏体积不大，包膜完整，肝 S$_4$ 段见低密度肿块影，边界欠清，长径约 2.2 cm，增强扫描轻度强化。胆囊不大，壁增厚，胆囊底壁结节状增厚。腹腔腹膜增厚呈"污垢"样并见多发结节影，边界不清晰，增强扫描可见强化（图 20-1）。影像学结论：①腹腔腹膜增厚伴多发结节，腹腔积液，肝 S$_4$ 段肿块，考虑转移瘤可能。②左肾囊肿；胆囊腺肌症；副脾。

（3）肠镜（2021-06-15）：直肠和乙状结肠交界处及部分乙状结肠呈外压性改变。结、直肠黏膜未见异常；胃镜：浅表性胃炎。

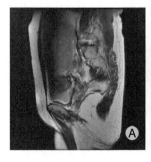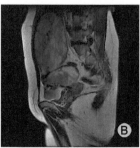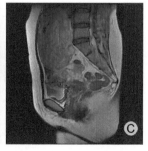

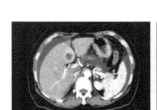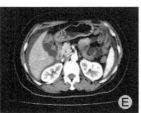

注：A. 右侧附件区包块；B. 左侧附件区包块；C. 左侧附件区包块累及肠管；D. 肝 S_4 段肿块；E. 囊底壁结节状增厚。

图 20-1 腹部 CT 平扫 + 增强

【初步诊断】盆腔包块性质待查：卵巢恶性肿瘤？

【治疗过程】

（1）治疗方案：结合患者术前影像学，CT 评分为 2 分（胆囊窝病灶），拟行剖腹探查（备卵巢癌肿瘤细胞减灭术）。

（2）手术：2021 年 6 月 21 日行经腹卷地毯式次广泛全子宫、双附件切除 + 部分乙状结肠、直肠切除 + 乙状结肠 - 直肠吻合 + 大网膜、胆囊切除 + 肝Ⅳ段病灶切除 + 肝圆韧带、肝十二指肠韧带后方病灶切除 + 膀胱表面结节切除 + 肠管表面病灶、肠系膜病灶、盆底病灶、膀胱表面病灶切除 + 膈肌表面、脾脏表面病灶烧灼术。术中见：淡黄色腹水，量约 1000 mL；右侧卵巢囊实性增大约 20 cm×15 cm，左侧卵巢增大约 5 cm×7 cm，均与侧盆壁、子宫、肠管致密粘连；子宫前位，正常大小；子宫后方、肠管表面见菜花样病灶，融合成团，大小约 5 cm×6 cm；膀胱表面见菜花样病灶大小约 3 cm×3cm；大网膜部分呈饼状，与部分肠管致密粘连；肝脏表面与腹壁粘连，分离粘连后见右侧膈肌散在分布菜花样病灶，较大者约 1.5 cm×1 cm；肝圆韧带表面见散在粟粒样病灶，直径为 0.5 cm；胆囊表面见菜花样病灶大小约 2 cm×2 cm；肝十二指肠韧带后方见菜花样病灶约 2 cm×2 cm；脾脏表面见直径 1 cm 大小病灶；肠系膜、肠管表面见散在菜花样病灶，直径为 0.5～1.5 cm；腹膜后未扪及明显肿大淋巴结。

笔记

切除双附件送快速病理检查提示：（双侧）卵巢腺癌，具体组织学
类型待常规病理结果及免疫组化标记结果确定（图 20-2）。手术顺利，
术中出血约 1000 mL，术中共输入红细胞 800 mL、血浆 300 mL，台
下剖视直肠见肿瘤累及直肠肌层。手术总时间为 5 小时 30 分。

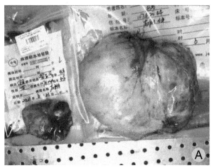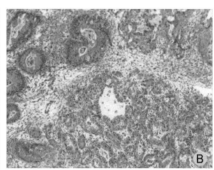

注：A. 病理组织；B. 病理切片。

图 20-2　组织学检查结果

（3）术后病理（图 20-3）：①双侧卵巢符合转移性中 – 低分
化腺癌，免疫组化标记结果支持胰胆管源性腺癌，肿瘤大小分别为
6.0 cm×4.5 cm×3.0 cm、15 cm×12 cm×8.0 cm。②胆囊浸润性中 – 低
分化腺癌，侵及浆膜外，可见脉管癌栓及神经侵犯。胆囊颈切缘未
见癌累及。③送检直肠，浆膜面见癌累及，局灶侵犯深肌层，黏膜
未见癌累及。肠管两端切缘未见癌累及。④送检大网膜、肝肿物、
盆底病灶、肠管表面病灶、肠系膜病灶、膀胱表面病灶均见癌累及。
⑤送检肝圆韧带，未见癌累及。⑥增生期样子宫内膜。宫颈慢性炎
伴潴留囊肿形成。双侧子宫旁切缘未见癌累及。⑦双侧输卵管慢性炎，
未见癌累及。⑧送检肝十二指肠，淋巴结（＋）1/3 枚见癌转移。

（4）免疫组化结果：CK7（＋），CK19（＋），CK20（部分＋），
CA19-9（＋），CDX-2（＋），PAX-8（－），WT1（－），SATB2（－），
Vimentin（－），ER（－），PR（－），Actin（pan）（－），Ki-67（约
30%＋）。

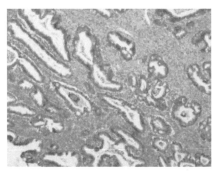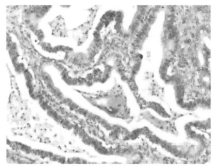

图 20-3 镜下所见

【术后诊断】胆囊癌伴卵巢、多发转移术后（Ⅳ期）。

【术后辅助治疗】行"吉西他滨 1.2 g（D1、D5）+ 替吉奥 40 mg bid（D1 ～ D14）"化疗。

【随访】

（1）检查 CA19-9（2021-07-14）134.50 U/mL；CA19-9（2021-08-09）50.44 U/mL；CA19-9（2021-08-30）33.21 U/mL。

（2）全腹部 CT（2021-08-31）：胆囊未见明确显示，呈术后缺如；门腔间隙见局限软组织密度影，增强扫描呈渐进性中度强化，短径约 1.6 cm。胰腺未见异常。脾脏体积不大，边缘见少许楔形低密度影，增强扫描强化不明显；脾脏内缘旁见类似脾脏强化结节影，边界清晰。双肾内见类圆形低密度影，界清，无强化，较大者直径约 0.8 cm。子宫及双侧附件呈术后缺如。直肠区呈术后改变，术区均未见明显异常肿块影。盆底骶前筋膜增厚，见片状低密度影，增强扫描强化不明显。盆腹腔肠系膜区见数枚小淋巴结影，边界尚清，较大者短径约 0.4 cm，呈中度强化。骨窗示左侧髂骨见斑片状致密影，边界尚清。影像学结论：①门腔间隙结节，转移性淋巴结待排；②肝脏术区残腔形成。③子宫及双侧附件术后改变。④直肠术后改变，术区均未见明显软组织肿块。⑤骶前筋膜稍增厚伴骶前区少量积液。

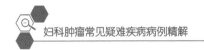

病例分析

卵巢是各种器官癌转移的常见部位。然而，胆囊癌转移到卵巢且以原发性卵巢癌为主要表现的报道较少。该例患者为一名 46 岁女性，因发现盆腔包块且盆腹腔多发转移，但没有与胆囊癌相关的体征和症状。临床症状、辅助检查均支持原发性卵巢癌，故行卵巢癌肿瘤细胞减灭术，术后病理结合免疫标记结果考虑为原发性胆囊癌。术后行辅助化疗。

卵巢出现其他器官转移的概率为 10% ~ 25%，其中胆囊癌发生卵巢转移的较罕见，在已报道的病例中，以卵巢肿瘤为首发症状的病例较少，而出现盆腹腔多发转移的报道更为罕见。该病例无论临床症状、肿瘤指标还是影像学检查均提示为原发性卵巢癌伴多发转移，累及肠管、盆腹腔腹膜、肝脏，目前没有类似报道。

该患者既往无胆囊结石、胆囊炎相关病史，亦无明显上腹部不适的症状，无黄疸的体征，术前检查 CA19-9 明显升高，部分来自消化道的肿瘤可导致 CA19-9 升高，但该患者胃肠镜未见明显肿瘤，影像学仅提示胆囊底增厚，且部分卵巢黏液性肿瘤也可导致 CA19-9 明显升高。胆囊癌像卵巢癌一样，早期难以发现，且转移路径多样，可通过直接蔓延、血液转移及淋巴转移，也可通过肿瘤细胞的种植转移至盆腹腔，如以卵巢肿瘤为首发症状，则易被误诊为卵巢癌。在影像学的基础上准确鉴别原发性和继发性卵巢肿瘤较困难，部分研究提示转移性卵巢肿瘤较原发性卵巢肿瘤更易为双侧肿瘤，且转移性卵巢肿瘤实性成分中多含有囊性囊腔。卵巢转移性黏液性肿瘤大多来自胃肠道，发生于胆囊的较罕见，该患者胃肠镜无明显肿瘤。

结合影像学检查，初步诊断为卵巢黏液性癌伴多发转移，术前

CT 评分，仅一项胆囊窝病灶，考虑行满意减瘤的可能性较大。该患者术中见盆腔病灶广泛累及膀胱、肠管，而上腹部病灶多在器官间隙内种植生长，较符合卵巢癌的播散种植的生物学行为，术中冰冻提示腺癌。黏液性卵巢癌的快速病理诊断较困难，主要通过免疫组化来鉴别原发性和转移性疾病。该患者虽累及器官较多，但减瘤满意，生命体征平稳。术后病理结合免疫标记结果，考虑为原发性胆囊癌，术后给予辅助化疗，目前该患者复查肿瘤指标及影像学检查均较满意。目前，对于卵巢转移瘤手术范围有较大争议，但有研究认为卵巢转移瘤切除术可显著延长胃癌卵巢转移患者的生存期；相较于其他部位转移瘤，此生存获益在青年女性胃癌患者中更为显著。

卵巢肿块的鉴别诊断包括转移性腺癌，应仔细评估消化道。在临床工作中需完善胃肠镜的检查以排除相应器官来源，但当原发性肿瘤临床不明显时，且胃肠镜未见明显肿瘤时，没有单一的肉眼特征能准确地区分卵巢转移瘤与原发性恶性肿瘤，但双侧及混合囊实性表现应注意胆道系统转移的可能性。这样才能准确诊断，利于手术医师选择正确的手术方式和手术范围，使患者获益最大化。

中国科学技术大学附属第一医院西区（安徽省肿瘤医院）

王家飞　　夏百荣

📋 病例点评

卵巢是女性生殖系统中容易发生肿瘤转移的部位，卵巢转移性黏性肿瘤大多来自胃肠道，发生于胆囊的较罕见。既往无肿瘤病史、未定期查体者，通常是在转移性肿瘤长大以后，自己扪及腹部包块，

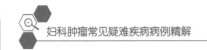

同时伴有轻微的腹痛而被发现。如伴有腹水，可能会有腹胀、少尿、食欲下降等症状。

转移性卵巢肿瘤往往表现为大小不等的椭圆、圆形、肾形的实性占位，经常会累及双侧卵巢，如为黏液性癌，可能体积会更大，更多囊性成分。在诊断过程中，如发现卵巢占位为单侧或双侧附件区囊实性或偏实性包块，查体边界清楚，甚至可推动者，需高度警惕为卵巢转移性肿瘤。

卵巢转移性肿瘤的治疗：卵巢占位很难通过化疗等非手术手段得到有效控制，因此手术治疗是基本原则。最近的一些回顾性研究表明，卵巢转移瘤切除术可提供更好的生存获益，建议行双侧附件切除术。若患者一般情况可、转移局限，应尽可能做到 R0 切除。

航空总医院　　曹泽毅

参考文献

[1] KUBEČEK O，LACO J，ŠPAČEK J，et al. The pathogenesis，diagnosis，and management of metastatic tumors to the ovary：a comprehensive review[J]. Clin Exp Metastasis，2017，34（5）：295-307.

[2] 孙显惠 . 胆囊腺癌伴卵巢转移 1 例报告 [J]. 吉林医学，2014，31（35）：7104.

[3] SONKUSARE S，VISHWANATH S，KAUR P，et al. Occult gallbladder carcinoma presenting as a primary ovarian tumour：a case report and review of literature[J]. Indian J Surg Oncol，2018，9（4）：618-621.

[4] 戴绍春，朱红 . 二维超声及彩色多普勒能量图对库肯勃瘤的诊断价值 [J]. 中国实验诊断学，2008，12（9）：1176-1177.

[5] 刘茜茜，李俊杰，钟丽，等 . 160 例胃癌卵巢转移的治疗及预后因素分析 [J]. 现代肿瘤医学，2021，29（24）：4344-4348.

笔记